Dr Gaston BEYLE

De la Pylorectomie

dans le Cancer du Pylore

et

du choix du procédé d'abouchement

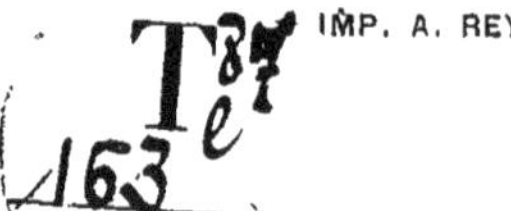

IMP. A. REY

DE LA PYLORECTOMIE

DANS LE CANCER DU PYLORE

ET

DU CHOIX DU PROCÉDÉ D'ABOUCHEMENT

DE LA PYLORECTOMIE

DANS LE CANCER DU PYLORE

ET

du choix du procédé d'abouchement

PAR

Le Dr Gaston BEYLE

LYON

A. REY & Cie, IMPRIMEURS-ÉDITEURS DE L'UNIVERSITÉ

4, RUE GENTIL, 4

1903

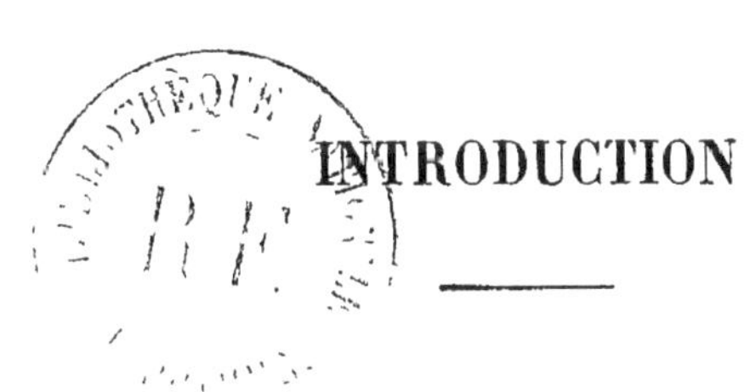

INTRODUCTION

Arrivé au terme de nos études médicales, nous ne saurions mieux faire que de remercier les maîtres qui nous ont donné le meilleur d'eux-mêmes : l'essence de leur art.

Nous offrons donc, ici, l'expression de notre gratitude à MM. les professeurs agrégés, Paul Courmont et Tixier, médecin et chirurgien des hôpitaux, qui furent nos premiers maîtres de conférence et qui, dès nos débuts, nous ont prodigué, sans compter, leurs conseils et leur bienveillant appui.

Nous devons dire aussi toute la reconnaissance que nous avons pour M. le Dr M. Patel, chef de clinique chirurgicale à la Faculté de médecine qui nous a honoré d'une amitié scellée sur les bancs du Lycée de Lyon, et qui ne nous a ménagé ni son temps, ni les enseignements de son expérience déjà étendue de la chirurgie générale M. le Dr Bouveyron, chef de clinique de M. le professeur Gailleton, a bien voulu nous accorder son concours dévoué toute les fois que nous lui avons fait appel. Qu'il reçoive, ici, l'expression de notre sincère gratitude.

Nous remercions aussi très vivement M. le Dr G. Gayet, chef de laboratoire à la Faculté, pour les très précieux renseignements qu'il a bien voulu mettre à notre disposition.

Nous terminons enfin en adressant l'expression de notre vive reconnaissance à M. le professeur Jaboulay, pour le très grand honneur qu'il nous fait en acceptant de présider cette modeste thèse.

DE LA PYLORECTOMIE

DANS LE CANCER DU PYLORE

ET

DU CHOIX DU PROCÉDÉ D'ABOUCHEMENT

CHAPITRE PREMIER

HISTORIQUE DE LA PYLORECTOMIE

La pylorectomie, cette opération essentiellement française, selon l'expression de Defontaine (1), puisque c'est à un Français, Péan, que revient l'honneur d'avoir fait sur l'homme la première pylorectomie, en 1879, fait partie des opérations décrites sous le nom de gastrectomies, ou autrement dit, résection de l'estomac.

La gastrectomie avec extirpation du pylore fut faite, pour la première fois, chez le chien, par l'allemand Merrem, aucun des animaux opérés ne survécut. Durant une longue période d'années (1810-1876), il ne fut plus parlé de gastrectomies, et c'est seulement en 1876 que Gussenbauer et Winiwarter tentèrent à nouveau l'expérience. Ils furent imités par Kaiser, Werth, Czerny (1876-1877), qui démontrèrent que, chez le chien du moins, la résection de l'estomac peut quelquefois ne donner lieu qu'à des

(1) Defontaine, Extirpation du cancer de l'estomac (*Archives provinc. de chirurgie*, Paris, 1892, p. 77).

troubles sans gravité, et que l'absence de l'organe, en tout ou en partie n'est pas incompatible avec la vie. Au cours de ces différentes tentatives, 4 chiens sur 5 auxquels on pratiqua une résection partielle de l'estomac survécurent à l'expérience, mais 5 autres chiens, sur lesquels fut faite l'ablation totale de l'estomac, de la rate et d'une partie de l'épiploon, succombèrent aux suites opératoires, sauf 1, qui survécut vingt et un jour seulement et dont l'autopsie démontra une péritonite par perforation.

Chez l'homme, la première résection de l'estomac fut faite le 14 septembre 1865, par Ruggero Torelli, dans un cas d'urgence : il s'agissait d'une hernie de l'estomac survenue à la suite d'un coup de couteau (1).

Le morceau réséqué mesurait 16 centimètres et le malade survécut treize ans (2).

La première véritable pylorectomie est pratiquée sur l'homme par Péan, le 9 avril 1879, le malade mourut des suites opératoires.

La même année, Billroth se prononçait ainsi sur la question de la gastrectomie : « Les blessures de l'estomac peuvent être suturées aussi bien que celles de l'intestin, sans crainte que le suc gastrique empêche la guérison par première intention ; il ne reste donc plus d'obstacle à la résection partielle de l'estomac de l'homme dans le carcinome par exemple, soit au point de vue anatomique, soit physiologique, soit technique (3).

(1) Angelo Maugeri Romeo, *Zulla rescezione dello stomaco*, Catania, 1886, cité par Terrier et Hartmann, *Chirurgie de l'estomac.*

(2) Dulau, thèse Bordeaux, 1893-94.

(3) Kolbe, thèse Lausanne, 1901.

L'année suivante, 16 novembre 1880, Rydygier, à Kulm fait la deuxième pylorectomie, sans succès d'ailleurs. La première guérison devait revenir à Billroth (28 février 1881).

Successivement Wolfler, Czerny, Kocher, Kronlein, Carle, Roux, à l'étranger, et, en France, Péan, Doyen, Reynier, Defontaine, Terrier, Chaput, Jaboulay, Ricard, Nové-Josserand, Polosson, Hartmann, fixent la technique de la pylorectomie et, en perfectionnant les modes opératoires, arrivent à abaisser la mortalité extrêmement élevée au début.

Si nous jetons un coup d'œil sur les statistiques établies par divers auteurs, nons nous rendons bien compte de la décroissance, lente assurément, mais très certaine, que suit la courbe de mortalité opératoire.

Dans une thèse de Bordeaux, de 1893-1894, Dulau rassemble 25 cas de pylorectomie, de 1879 au milieu de 1882, avec 5 succès seulement soit 75 % de mortalité.

En 1898, Urbain Guinard réunit dans sa thèse (1) 291 résections pyloro-gastriques, faites dans les sept ou huit dernières années, et trouve une mortalité de 35,9 %.

Guillot (2) réunissant, en 1900, 159 cas opérés de 1881 à 1900, donne une mortalité de 29 %.

Maydl, dans la *Medical Press,* octobre 1899, réunit 25 pylorectomies avec 4 morts, soit 16 %.

Kocher, enfin, *(Correspondenzblatt fur Sweizer Aerzte*, 1898), a fait 54 pylorectomies avec 5 morts, soit 8 %.

Sans attacher à ces statistiques partielles l'importance

(1) U. Guinard, thèse Paris, 1897-98.

(2) Guillot, thèse Paris, 1901-1902.

que pourrait avoir une statistique générale, on peut dire, dès maintenant, que la pylorectomie est une opération dont la gravité va diminuant, soit que les opérateurs deviennent plus habiles, ce qui est indiscutable, soit que les méthodes appliquées correspondent mieux à l'état du malade et à l'étendue de la lésion.

CHAPITRE II

INDICATION GÉNÉRALE DE LA PYLORECTOMIE

Tous les chirurgiens sont maintenant d'accord sur ce point, l'indication générale de la pylorectomie est le cancer du pylore.

En effet, dans les statistiques de Dulau, Guinard, Dreydorff (1), Haberkant, Gussenbauer, et Winiwarter, de Mikulicz, Kronlein, Czerny, etc., la plupart des cas relevés sont des affections cancéreuses du pylore, cependant, Dreydorff, en 1894, trouve déjà 27 pylorectomies pour sténoses non cancéreuses. Marion (2) en relève 19 pour ulcères et rétractions cicatricielles.

D'ailleurs, dans ces cas, les résultats ne répondent guère aux efforts des opérateurs.

Il existe cependant des chirurgiens qui pensent que la pylorectomie est l'opération de choix dans tous les cas de sténoses du pylore, bénignes ou malignes, et Rydygier (3), en 1894, a soutenu cette opinion.

Une fois admis que la pylorectomie s'adresse surtout au cancer, il s'agit de dépister celui-ci dans les commencements de son évolution.

Sans entrer dans les détails du diagnostic du cancer

(1) Dreydorff, *Beitr. z. klin. Chir.*, Tubingen, 1893.

(2) Marion, thèse Paris, 1896-97.

(3) Rydygier, *Magendarm chir. Wiener Klin. Woch.*, 1894.

du pylore, au point de vue chimisme, palpation, formule hématique, etc., ce qui dépasserait les limites que nous nous sommes assignées, nous pouvons dire ici que le diagnostic précoce est de *la plus haute importance*.

Il est, en effet, un facteur qui doit immédiatement rentrer en ligne de compte, nous voulons parler du moment à choisir pour que l'opération donne ses résultats les plus satisfaisants.

Ici, tous les chirurgiens sont unanimes à le déclarer ; la pylorectomie doit être pratiquée aussitôt que le cancer est diagnostiqué, c'est là une condition essentielle.

Défontaine (1), à ce sujet, s'exprime ainsi : « Opérer de bonne heure doit être le but. Les opérations *in extremis* ne réservent que des déboires. »

Il faut donc que les médecins, sans s'attarder à une thérapeutique qui ne donne pas d'amélioration sensible, remettent leurs malades aux mains des chirurgiens, tandis qu'il en est temps encore.

C'est ainsi que Kocher s'écriait : « De grâce, Messieurs les médecins, laissez-nous guérir vos malades (2). »

Il faut donc poser immédiatement ici la question de la laparotomie exploratrice.

La plupart des auteurs sont d'accord à ce sujet : la laparotomie exploratrice doit être faite toutes les fois que le traitement médical sérieux et une hygiène bien ordonnée n'auront pas amélioré l'état du malade.

Rydygier (3), Kocher, Terrier, Roux, se sont énergiquement prononcés en ce sens.

(1) Defontaine, *Archives provinciales de chirurgie*, 1892.

(2) U. Guinard, *loc. cit.*

(3) Rydygier, Congrès général de chirurgie, 1900.

A ce sujet, nous ne saurions mieux faire que de citer les quelques lignes que Terrier et Hartmann (1) consacrent à cette question : La meilleure opération, disent-ils, la seule satisfaisante est celle qui est faite de bonne heure ; il faut donc faire un diagnostic précis du cancer du pylore. Or, comme la tumeur n'est qu'exceptionnellement perceptible par la palpation et l'examen abdominal, la conclusion qui s'impose est qu'il y a lieu de recourir plus souvent qu'on ne le fait à la laparotomie exploratrice.

On objectera que cette laparotomie ne permet, elle-même, pas toujours de faire un diagnostic : c'est exact, mais nous croyons que si, la laparotomie faite, on extirpe toutes les tumeurs opérables, on aura fait de bonne chirurgie. »

Kraske, de son côté, s'exprime ainsi : « Les résultats s'amélioreront lorsque nous arriverons à opérer de bonne heure les cancers du pylore, c'est-à-dire au moment où il n'y a pas de tumeur appréciable et où le diagnostic de cancer ne peut encore être porté avec certitude. D'ailleurs, le diagnostic d'obstacle pylorique, quelle que soit sa nature, justifie une intervention. »

Kolbe (2), dans son excellente thèse faite sous l'inspiration du professeur Roux, écrit à ce sujet les lignes suivantes : « En pratique, le diagnostic du cancer de l'estomac, n'est plus indispensable pour poser une indication opératoire, depuis que la chirurgie gastrique a poussé son développement assez loin, au point de pouvoir inter-

(1) Terrier et Hartmann, *Chirurgie de l'estomac*, Paris.

(2) Kolbe, thèse Lausanne, 1901.

venir dans les sténoses bénignes, dans les ulcères rebelles. On peut donc dire, d'une manière générale, qu'une maladie quelconque de l'estomac, traitée d'une manière méthodique et scientifique sans arriver à une amélioration rapide et durable, doit être soumise à un traitement chirurgical ; et si, dans un cas pareil, la laparotomie exploratrice démontre qu'on s'est trompé, il n'en résultera aucune influence fâcheuse pour le malade, parce qu'on aurait dû intervenir quand même. »

Czerny (Congrès de Moscou 1897), dit : « Quand on trouve insuffisance chimique et motrice de l'estomac, quand un traitement actif n'a pas obvié aux troubles dyspeptiques et que le poids du malade ne peut se conserver à un taux normal, on doit poser la question de laparotomie exploratrice, ainsi se fera le diagnostic. »

En effet, la laparotomie n'offre aucun danger, si ce n'est chez les tuberculeux avancés, en état d'infériorité évidente et arrivés à la période des cavernes.

Malgré tout, et quelquefois malgré la laparotomie exploratrice, il sera très difficile au chirurgien de se rendre compte de la lésion à laquelle il a affaire, cependant, comme la simple constatation d'une sténose pylorique justifie l'intervention, la laparotomie n'aura pas été inutile et le chirurgien pourra se décider *de visu,* dans les meilleures conditions, à faire soit une pylorectomie, soit simplement une gastro-entéro-anastomose.

CHAPITRE III

PYLORECTOMIE ET GASTRO-ENTEROSTOMIE

Nous venons de voir que, suivant l'avis du plus grand nombre des chirurgiens et des auteurs, la pylorectomie est, le plus souvent, pour ne pas dire toujours, une opération applicable au cancer.

On lui a longtemps opposé, comme procédé exclusif, la gastro-entérostomie pure et simple ; nous verrons qu'à notre sens, si la gastro-entérostomie demeure, à tout prendre, une excellente opération palliative, elle n'est point, dans certain cas, comparable à la pylorectomie, et qu'alors, si elle a à intervenir, c'est concurremment avec elle.

Les statistiques générales concernant ces deux opérations paraissent montrer que la pylorectomie présente une mortalité opératoire supérieure à celle de la gastro-entérostomie, mais il faut bien se rendre compte que la pylorectomie est surtout de mise dans le cas de cancer, c'est-à-dire trop souvent lorsque l'organisme des malades est à tel point affaibli qu'une opération de quelque durée lui est fort difficile à supporter.

La gastro-entérostomie, au contraire, est fort souvent pratiquée pour des lésions bénignes, quelquefois même des dyspepsies purement motrices (1) ou pour des sténoses d'origine hystérique (2).

On peut donc convenir que, dans des conditions aussi dissemblables, on ne peut guère comparer l'une à l'autre deux opérations.

Il faut, pour établir une comparaison juste, ne prendre d'un côté comme de l'autre que des interventions appliquées à des sténoses d'origine cancéreuse.

A ce sujet, l'excellent livre de Terrier et Hartmann nous donne les statistiques suivantes :

Haberkant note 43,5 % de morts.

Chlumsky note 376 cas de gastro-entérostomie pour cancer avec 160 morts, soit 42,55 %.

D'autre part, une statistique de Wolfler, citée par Mayo-Robson (3) et qui porte sur 219 cas d'opérations pour cancer de l'estomac, opérations exécutées entre 1888 et 1896, donne une mortalité de 36 % lorsqu'il y a gastro-entérostomie et 31,2 % dans les cas de pylorectomies.

Au Congrès général de 1900, Eiselberg rapporte 161 cas d'opérations sur l'estomac dans les quatre dernières années (1896-1900). Il réunit 19 pylorectomies pour cancer avec 14 succès et 5 morts (2 fois de péritonite, 1 fois de pneumonie, 2 fois de collapsus) soit 26 %, et 46 gastro-entérostomies également pour cancer avec 32 succès et 14 morts (2 collapsus, 5 péritonites, 1 phlegmon de l'estomac, 1 perforation spontanée, 2 ruptures de sutures,

(1) Defontaine, *Gastro-entérostomie pour dyspepsies ou gastrites rebelles.*

(2) Eiselberg, Congrès général de chirurgie, Paris, 1900.

(3) Mayo-Robson, *Diseases of the stomach and their surgical treatment*, London, 1901.

2 cercles vicieux, 1 iléus par métastase, 1 pneumonie), soit 30 %.

Rydygier (1) a fait 38 gastro-entérostomies pour cancer avec 16 morts, soit une mortalité opératoire de 42 % : il a fait, en outre, 25 pylorectomies avec 17 morts, soit 68 %.

Le chiffre paraît extrêmement élevé, mais il ne faut pas oublier que Rydygier fait partir sa statistique de l'année 1880, où l'on commençait à peine à s'occuper de chirurgie gastrique et où l'antisepsie n'avait pas encore pour parfait allié et maître l'asepsie.

En effet, Rydygier sépare les pylorectomies qu'il a pratiquées, en trois périodes :

Les premières (1880-1887) ont été faites à Chelmno.

La deuxième série a été faite à Cracovie.

La troisième série (1897-1900) a été pratiquée à Léopol.

Or, en additionnant les cas de la première et de la troisième période, nous avons 14 cas et 6 morts, soit 42 %, exactement le même chiffre que celui qui nous est donné par la statistique des gastro-entérostomies.

Mayo-Robson publie dans son excellent livre (2) 23 cas de gastro-entérostomies pour cancer, pratiquées depuis 1890 avec 10 morts, soit une mortalité opératoire de 43 %.

Roux a fait 96 gastro-entérostomies, avec 27 morts, soit 28 % et 39 pylorectomies avec 18 morts, soit 33 %.

Ces différentes statistiques nous donnent une vue d'ensemble sur les résultats immédiats des deux opérations.

Nous voyons qu'en additionnant le pourcentage des

(1) Rydygier, Opérations faites sur l'estomac depuis 1880 jusqu'à ce jour. — Congrès, 1900.

(2) Mayo-Robson, *loc. cit.*

auteurs qui nous présentent en même temps des gastro-entérostomies et des pylorectomies, et en les comparant, nous arrivons au chiffre de 33 1/2 % de mortalité opératoire dans la gastro-entérotomie et de 33 % dans la pylorectomie. Assurément ces chiffres sont trop forts, surtout pour la gastro-entérostomie. Cela tient sans doute à ce que certaines d'entre ces statistiques comprennent des opérations faites il y a plus de dix ans, alors que la technique était moins fixée et que la chirurgie gastrique n'avait point pris l'essor qu'elle a aujourd'hui. En effet, si nous consultons des statistiques récentes, ne remontant qu'à trois ou quatre ans au maximum, nous trouvons que les résultats de la gastro-entérostomie vont s'améliorant de plus en plus, au point de vue tout au moins des suites immédiates. Il en sera, sans doute, ainsi, de la pylorectomie, et déjà nos statistiques de pylorectomies relevées depuis ces deux ou trois dernières années montrent un acheminement réel vers une sensible diminution du taux des morts opératoires.

C'est ainsi que sur 60 gastro-entérostomies, dont 56 pour cancer, pratiquées en quatre ans, M. le professeur agrégé Vallas (1) ne perd que 12 malades, soit 20 %.

Dans une autre statistique très importante, que nous devons à l'obligeance de M. le Dr G. Gayet, nous relevons 100 cas de gastro-entérostomie, pratiquées dans le service de M. le professeur Jaboulay, pour cancer, depuis l'année 1901, avec seulement 18 % de mortalité.

Il reste donc à peu près évident que la gastro-entérostomie, au point de vue des résultats immédiats est une

(1) Vallas, *Lyon médical*, 31 mai 1903.

excellente opération : elle fait cesser le syndrome pylorique, elle améliore beaucoup le malade, pour quelques mois du moins, mais elle ne peut pas se poser comme l'opération de choix, au point de vue des résultats éloignés, puisque tout en palliant les symptômes, elle n'enlève point la lésion qui les a fait naître.

Examinons maintenant ce que survit un malade atteint de gastro-carcinose, depuis le moment où l'on a diagnostiqué sa tumeur, sans nous illusionner toutefois sur la difficulté qu'il y a à constater le moment précis où la tumeur est apparue.

Carle et Fantino, Brinton, Reimers, qui se sont occupés de cette question arrivent aux conclusions suivantes (1) :

Pendant	3 mois. . . .	18 %	de mort.
—	6 —	44 %	—
—	9 —	26 %	—
—	12 —	10 %	—
—	1 an passé . .	12 %	—

Survie dans la Gastro-entérostomie.

Les malades opérés de gastro-entérostomie ont présenté les survies suivantes : d'après Dubourg de Bordeaux, 6 gastro-entérostomies pour cancer meurent du 4e au 6e mois ; Kappeler a une survie moyenne de 5 mois et quelques jours. Dreydorff, de 7 mois ; Mikulicz (2) voit ses malades mourir au bout de 27, 12 1/2, 11, 6, 5, 5,

(1) Kolbe, *loc. cit.*

(2) Mikulicz, Bericht uber 103 opér. am Magen, *Arch. f. klin. Chir.*, Berlin, 1896, cité par Terrier.

5 mois, soit en moyenne 9 mois 1/2. Czerny donne 8 mois de moyenne.

M. le Dr G. Gayet, pour les gastro-entérostomies de M. le professeur Jaboulay nous donne une survie de 7 mois en moyenne (à paraître dans la *Revue de Chirurgie*). Roux nous fournit une statistique avec 6 mois et 7 jours (1), la survie la plus longue étant de 2 ans et la plus courte de 34 jours.

Il est vrai que certains auteurs cités par Terrier et Hartmann ont publié des survies considérables : Lucke, 3 ans ; Ewald, 3 ans ; Ahsfeld, 3 ans 1/2 ; Konig, 4 ans. « On peut se demander si, pour ces longues survies, le diagnostic porté a été bien exact et si l'on n'a pas pris pour un cancer un ulcère calleux formant tumeur (2). »

Survie dans la Pylorectomie.

Les pylorectomies paraissent donner, au contraire, des survies plus longues et l'on s'explique parfaitement le fait.

Examinons quelques statistiques :

Dreydorff (3) donne comme survie moyenne 11 mois et 4 jours ;

Mikulicz (4) 16 mois 1/4 ;

Wolfler (5) cite 24 malades qui ont vu par l'opération leur existence prolongée de 2 à 8 ans.

(1) Roux, *in* thèse de Kolbe.

(2) Terrier et Hartmann, *loc. cit.*

(3) Dreydorff, *Beitr. z. klin. Chir.*, Tubingen, 1894.

(4) Mikulicz, *Arch. f. klin. Chir.*, Berlin, 1896.

(5) Wolfler, *Ueber Magen-Darm Chirurg. Berl. klin. Woch.*, 1896.

Roux, dans la thèse de Kolbe donne pour 9 gastrectomisés 3 ans et 8 mois de survie moyenne, la plus longue survie de Roux à l'heure actuelle est de 5 ans et 10 mois.

Rydygier vient de publier un cas de pylorectomie guéri depuis 19 ans ! (Rydygier, *Przegl. Ch. Krakov,* 1900).

C'est là un très utile enseignement et nous voyons que les auteurs sont d'accord pour trouver quelquefois aux pylorectomies une survie assez considérable pour équivaloir à une guérison.

Les résultats éloignés de la Gastro-entérostomie comparés à ceux de la Pylorectomie.

Il est facile de juger des causes multiples qui peuvent rendre les résultats éloignés de la pylorectomie supérieurs à ceux de la gastro-entérostomie, lorsqu'il s'agit d'affections carcinomateuses.

En effet, la gastro-entérostomie, pure et simple, n'est, à tout prendre, qu'une opération palliative : excellente lorsqu'il s'agit d'une affection non cancéreuse, sans tendances envahissantes, sans métastases ou localisations secondaires, elle devient certainement moins encourageante quand on a affaire à une maladie qui, laissée à elle-même, livrée à son évolution propre, mène fatalement et rapidement aux termes ultimes de la cachexie et finalement à la mort. C'est que la gastro-entéro-anastomose n'est pas une opération curative, elle laisse subsister le mal et c'est le seul véritable reproche que l'on peut lui faire. La gastro-entérostomie a, en effet, à son actif, des résurrections presque miraculeuses dans les sténoses cicatricielles et bénignes ; elle a donné, dans ces cas, des résultats parfaits, surtout avec les procédés d'anastomose postérieure ou en Y.

Malheureusement, dans le cancer, elle est beaucoup moins brillante et bien que Kansche ait signalé une augmentation de l'hémoglobine et une amélioration durable après une gastro-entérostomie chez un cancéreux, on ne peut point dire qu'elle satisfait entièrement l'esprit. C'est une excellente opération de nécessité, surtout en clientèle, où peu de chirurgiens se risqueraient (et cela, à juste titre), à faire une pylorectomie, à moins de trouver une tumeur exceptionnellement mobile.

Nous n'irons donc point jusqu'à dire que la pylorectomie doit remplacer absolument dans les sténoses cancéreuses la gastro-entérostomie : ce serait aller trop loin, nous pensons seulement que le chirurgien doit choisir ses cas et que, sans dédaigner la gastro-entérostomie, excellente dans certaines circonstances, il devra judicieusement employer la pylorectomie toutes les fois qu'il en trouvera la possibilité.

C'est que la pylorectomie répond beaucoup mieux à l'idéal que l'on doit se faire de la thérapeutique chirurgicale (1). C'est la méthode de traitement qui conserve la place d'honneur (2).

Ce n'est point à dire que l'on puisse, avec la pylorectomie éviter toute récidive, loin de là, mais : « si la récidive se produit, on sera toujours à temps de pratiquer une

(1) Conclusions de Mintz, *Przeglad chirurgiczny*, in thèse d'U. Guinard.

(2) Defontaine, Extirpation du cancer de l'estomac (*Archives provinc. de chirurgie*, 1892).

gastro-entérostomie. Le malade aura survécu évidemment plus longtemps que s'il avait subi une gastro-entérostomie primitive avec conservation de son cancer qui l'eût plongé dans une cachexie que l'on a indubitablement reculée (1). »

Il n'entre pas dans notre cadre de comparer longuement la pylorectomie à la gastro-entérostomie, cependant, nous croyons devoir donner les conclusions que Mahaut a soutenues dans sa thèse de Lyon (1895) (2), conclusions qui sont semblables à celles de Mintz (3).

D'après Mahaut et Mintz, il n'y aurait pas amélioration des fonctions de la digestion dans la gastro-enterostomie pour sténoses cancéreuses, car la présence du cancer, son évolution, son extension aux régions voisines amènent une atrophie et une disparition presque complète des glandes de la muqueuse.

Les opérés de gastro-entérostomie pour cancer ne sont donc que des « améliorés », ils ne peuvent être des « guéris » ; on a certainement pallié leur souffrance, on a fait pour quelque temps disparaître le syndrome de la stase stomacale, ce qui est beaucoup, assurément, mais on n'a pas extirpé leur cancer et, fatalement, les métastases, l'extension ganglionnaire, la cachexie, viendront à bout de ces malheureux.

A ce sujet, Mayo-Robson (4) est très net, et voici comment il s'exprime : « Les chirurgiens qui ont l'expérience des opérations sur l'estomac sont divisés en deux camps

(1) Dulau, thèse Bordeaux, 1893-94.

(2) Mahaut, thèse Lyon, 1895-96.

(3) Mintz, *Wien. Klin. Woch.*, 18 avril 1895.

(4) Mayo-Robson, *loc. cit.*

au sujet de la meilleure opération à pratiquer dans les affections malignes de l'organe. Les uns admettant que le diagnostic ne peut pas être fait quand le mal est encore localisé, ne pratiquent qu'une opération palliative : la gastro-entérostomie, avec l'idée, en laissant en repos l'endroit où se trouve la tumeur, de retarder son évolution, opération comparable à la colotomie dans le cancer du rectum. Les autres chirurgiens qui, peut-être, ont pratiqué une opération radicale dans un cas ou quelques cas favorables et qui en ont apprécié les avantages, sont devenus des apôtres d'une foi inaltérable et n'admettent que l'extirpation. Notre opinion absolue est que, dans tous les cas où cela est possible, l'extirpation doit être tentée. »

On ne peut pas être plus net et plus affirmatif dans son jugement que l'habile chirurgien anglais et, avec lui Krokiewicz et Pilliet qu'il cite dans son ouvrage, pensant que la cachexie cancéreuse est à coup sûr le produit de l'intoxication de l'organisme par les déchets et les échanges du néoplasme, penchent fortement vers une opération radicale.

Et même, lorsque Mayo-Robson compare la gastro-entérostomie à la colotomie pour cancer du rectum, il n'a pas tout à fait raison. En effet, lorsqu'on fait une colotomie, on exclue bien réellement le rectum de l'appareil de la digestion, on empêche les matières de venir ajouter leurs multiples causes d'irritations et d'hémorragie aux tendances déjà si malignes de la tumeur cancéreuse, tandis que dans la gastro-entérostomie, le pylore n'est point exclu et le contact des aliments, en plus de la douleur qu'il occasionne, peut hâter l'évolution du néoplasme et mener ainsi rapidement le malade vers la cachexie finale (1).

La question, sans être tranchée tout à fait, a accompli un grand pas en faveur d'une intervention radicale, à ce point que Routier pouvait dire à la Société de Chirurgie en décembre 1900 : « Il vaut mieux faire la pylorectomie que la gastro-entérostomie quand elle est possible, car alors, la pylorectomie n'est pas plus grave que la gastro-entérostomie. »

Les adversaires de la pylorectomie ont prétendu que c'était un leurre que penser extirper le cancer en entier, on le peut, mais il ne faut point ménager les tissus, il faut avoir « la main lourde (2) ».

(1) Hartmann et Soupault, *Revue de chirurgie*, 1899.

(2) Guillot, thèse Paris, 1901-1902.

CHAPITRE IV

MANUEL OPÉRATOIRE DE LA PYLORECTOMIE

Nous allons maintenant étudier rapidement les diffé-tes phases de l'opération de la pylorectomie, en insistant surtout sur ce qui nous a paru présenter l'intérêt le plus considérable: les divers modes d'abouchement et les résultats que chacun d'entre eux a pu donner.

Traitement pré-opératoire. — Nous ne dirons que quelques mots du traitement à faire suivre au malade avant l'opération. Il faut, s'il n'y a pas urgence absolue, remonter le malade par tous les moyens appropriés ; s'il y a urgence, si la sténose est complète, si le pylore depuis quelques jours ne laisse plus passage à aucun aliment, il ne faut pas attendre. Dans ces cas de nécessité d'opérer un malade très affaibli (cas qui devraient devenir une exception), Terrier est partisan des injections sous-cutanées de solutions salines : de même, le professeur Roux, qui préconise fermement des injections d'eau salée à 7 %.

Nous n'insisterons pas non plus sur le lavage de l'estomac, soutenu par les uns, négligé par les autres.

Disons cependant que le Dr Goullioud, ayant eu des accidents à la suite de l'issue du liquide stomacal, faute d'un lavage complet, ne fait plus aucune opération sur l'estomac sans avoir évacué son contenu liquide et gazeux (1).

Pour ce qui est de l'antisepsie buccale, il faut surveiller les germes avec grand soin, car l'on sait combien les cancéreux, avant et surtout après l'intervention, sont sujets aux complications pulmonaires. Il faut donc, autant que faire se peut, détruire les micro-organismes qui pullulent dans la bouche et dans l'arrière-cavité des fosses nasales et même, pour éviter ces complications respiratoires, il faudra surveiller attentivement les malades qui se présentent atteints d'inflammations trachéo-bronchiques, de congestions hypostatiques et, ainsi que le recommande Kolbe, faire lever les opérés le plus vite possible après l'opération.

Anesthésie. — Nous n'avons rien de particulier à dire sur l'anesthésie qui devra être faite avec prudence et d'une façon discontinue, en surveillant attentivement la respiration du patient, car les traumatismes de la région épigastrique et, en somme, l'incision en est un, gênent fortement les mouvements d'inspiration et d'expiration. Quant à l'anesthésique employé, nous pensons que l'éther (2), qui soutient la fonction cardiaque, doit avoir le pas sur le chloroforme qui expose au schock, et surtout sur la rachicocaïnisation de Reclus. Cependant Chaput (3) a fait une pylorectomie avec abou-

(1) *Lyon Médical*, 7 juin 1903. — Communication à la Société nationale de médecine de Lyon. Dr Goullioud.

(2) L. Thévenot, *Lyon médical*, 31 mai 1903.

(3) Chaput, *Presse médicale*, 1900.

chement latéral, sous l'anesthésie lombaire. Le malade se porte bien.

Incision. — Rien de particulier dans la désinfection de la peau.

L'incision préconisée est généralement l'incision médiane sus-ombilicale ; elle est choisie par Rydygier, Kocher, Roux, Jaboulay. Terrier lui adjoint souvent une incision perpendiculaire à la direction de la première, pour donner plus de jour et de facilité à l'exploration. Terrier insiste aussi sur l'avantage qu'il y a à faire l'incision juxta-médiane, « ouvrant la gaine du muscle droit du côté gauche, de manière à être certain de ne pas tomber dans la faulx de la veine ombilicale ». Cette incision a d'ailleurs été acceptée par la plupart des chirurgiens.

Une fois le ventre ouvert et l'hémostase de la paroi étant faite (d'ailleurs les cancéreux saignent peu), on recherche l'existence de la tumeur et, l'ayant trouvée, on se rend compte de ses connexions, de sa mobilité, étendue, ainsi que des adénopathies qui peuvent l'accompagner. C'est là pour le chirurgien une tâche difficile ; en effet, suivant le cas, suivant ce qu'il va trouver dans sa laparotomie exploratrice, il fermera simplement la paroi, fera une gastro-entérostomie, ou enfin une pylorectomie. Il faut donc explorer rapidement et aussi complètement que possible les organes abdominaux.

Dans le but de se rendre compte des adhérences postérieures, Von Hacker, en 1885, a préconisé la création d'un premier orifice dans un espace avasculaire de l'épiploon gastro-hépatique, d'un deuxième orifice semblable dans l'épiploon gastro-colique ; un doigt introduit dans chacun de ces orifices palpe les adhérences postérieures et apprécie leur volume et leur résistance (1).

Une fois la pylorectomie décidée, on isole le pylore de ses attaches normales et pathologiques, de façon à attirer la tumeur en dehors de l'abdomen, en prenant bien garde de ne point rompre les organes que la dégénérescence cancéreuse a déjà envahis.

On doit pratiquer l'extraction du pylore cancéreux à l'extérieur autant qu'il est possible (2).

Ce qui arrête généralement le chirurgien, ce sont les adhérences pathologiques, que l'on a divisées en : pariétales, épiploïques, viscérales, hépatiques, pancréatiques, intestinales.

Ce sont ces adhérences qui le plus souvent décideront de l'opportunité de l'opération. En effet, « la cause véritable de la gravité est dans les adhérences, foie, pancréas, ganglions, etc., la mortalité est en raison directe de celles-ci, et, sur 32 cas avec adhérences étendues, on a 28 morts, tandis que dans 17 cas où la tumeur est très mobile, on a 14 guérisons » (3).

Depuis que les lymphatiques de l'estomac sont bien connus (4), le chirurgien sait mieux où il doit rechercher les adhérences et les dégénérescences ganglionnaires ; en effet, celles-ci sont très importantes à connaître, car, dans 13 cas de gastrectomies cités par

(1) U. Guinard, *loc. cit.*

(2) Rydygier, Congrès de Lyon, 1900.

(3) U. Guinard, *loc. cit.*

(4) Cunéo, thèse Paris, 1899-1900.

Cunéo, 2 fois seulement les ganglions examinés étaient indemnes.

Les adhérences étant, autant qu'il se peut, détruites, le chirurgien fait l'incision de la tumeur. Dans les débuts, on se contentait de l'occlusion manuelle, maintenant on se sert surtout de pinces de Doyen (Helferich, Terrier, Jaboulay), plus sûres que les mains et n'ayant point comme celles-ci le désavantage de se fatiguer. Terrier a, en effet, perdu un malade dont un aide maintenait l'estomac. Les pinces font en même temps l'occlusion et l'hémostase ; cependant, Hartmann fait d'emblée deux ligatures, l'une sur la gastro-duodénale, l'autre sur la coronaire stomachique (1).

Excision. — La plupart des auteurs sont d'accord pour admettre que le cancer pylorique a surtout des tendances à s'accroître du côté de l'estomac et, à ce sujet, Cunéo, qui a étudié de nombreuses pièces enlevées par la pylorectomie, nous donne les renseignements suivants : en comparant la fréquence des lésions ganglionnaires du côté de la petite courbure et du côté du duodénum, on constate que les ganglions du groupe supérieur (chaîne coronaire) sont beaucoup plus souvent envahis que ceux du groupe inférieur (chaîne sus- et rétro-pylorique).

C'est donc du côté de la petite courbure qu'il faudra surtout porter ses investigations, qu'il s'agisse du cancer pylorique lui-même ou des ganglions dégénérés.

Dans la plupart des cas de cancer du pylore, les lé-

(1) Hartmann, *Presse médicale*, mars 1900.

sions de la petite courbure prennent fin là où les vaisseaux coronaires abordent l'estomac, et ceci concorde bien avec le trajet du pédicule lymphatique qui délaisse à cet endroit la petite courbure pour passer dans la faulx de la coronaire.

Cunéo conclut en disant que l'on devra, du côté de la petite courbure, sectionner l'estomac le plus près possible du cardia.

Il faut remarquer aussi que « l'envahissement des ganglions par les cancers épithéliaux est bien plus précoce qu'on ne le croyait autrefois et il peut se faire que le volume des ganglions dégénérés dépasse de beaucoup celui de la tumeur primitive. Ce sont là des formes où l'intervention échoue le plus souvent » (1). Les lésions étant dans la plupart des cas moins étendues du côté du duodénum, il est certain que, de ce côté du moins, on pourra se borner à une résection plus faible. Bien que les auteurs varient entre 1 et 3 centimètres (Mikulicz), nous pensons que c'est par le palper et la vue que le chirurgien devra décider de l'endroit où portera sa section. Il n'y a rien là qui puisse être fixe. Cependant, la question est intéressante, surtout pour ceux qui préconisent la gastro-duodénostomie par le procédé de Kocher.

Nous reviendrons sur cette question en discutant les divers procédés d'abouchement.

Nous ne ferons que citer le procédé employé pour sauvegarder autant que possible la musculeuse, tout en sacrifiant toutes les parties de la muqueuse dégénérée,

(1) P. Delbet, *De l'adénopathie dans les cancers de l'estomac* (Société de chirurgie, janvier 1900).

car il semble qu'il vaut mieux (Terrier) couper franchement les parties avec de bons ciseaux le long de la pince placée du côté de la tumeur.

Sutures et moyens d'approximation. — Il ne rentre pas dans notre cadre de discuter longuement les différents moyens d'approximation qui ont été employés, depuis la suture simple jusqu'aux plaques de Senn et aux boutons résorbables. Chaque procédé a d'ailleurs pu donner entre des mains exercées de très bons résultats ; cependant, nous croyons bon de citer à ce sujet l'opinion de quelques chirurgiens : Kocher (1) pense que le bouton de Murphy n'est pas comparable aux sutures : de même Billroth, Wolfler, Roux, Mayo-Robson, Von Hacker, Terrier, Ricard (2) ; au contraire, d'autres chirurgiens, comme Karle, Czerny, Helfericht, Chaput, Doyen, Quénu et, à Lyon, MM. Jaboulay, Villard, Nové-Josserand ont été ou sont partisans soit du bouton de Murphy, soit d'un bouton dérivé de celui-ci, mais perfectionné et d'une pose plus facile ou moins dangereuse. Quoi qu'il en soit, il paraît bien que le bouton présente quelques avantages sur la suture : économie de temps, moindre danger de relâchement dans les surfaces affrontées ; il sera surtout de mise dans le Billroth deuxième manière ou dans le Kocher ; il permettra d'agir en même temps sûrement et rapidement.

Les quatre malades, opérés de cancer du pylore, dont l'observation est consignée dans ce travail, ont été

(1) Kocher, *in* thèse de Broquet, Délemont, 1900-1901.

(2) Ricard, *in* thèse de Guillot, Paris, 1900-1901.

soumis à la pose du bouton employé par M. le professeur Jaboulay, et nous pouvons nous rendre compte que cet emploi n'a entraîné aucun accident ou incident.

D'ailleurs, dans l'excellent travail présenté à la Société de chirurgie de Lyon par M. le Dr G. Gayet, nous relevons 100 cas de gastro-entérostomie, opérés avec le bouton de M. le professeur Jaboulay et les accidents causés par lui ont été exceptionnels. « Ce bouton permet des interventions qui ont pour ainsi dire l'innocuité d'une laparotomie exploratrice... M. Jaboulay met de six à huit minutes pour exécuter la gastro-entérostomie, sutures cutanées comprises (1). »

Cet appareil d'approximation, très bien décrit dans la thèse de M. le Dr Patel (2) et dans celle du Dr Foulhioux (3), se compose, comme la plupart des autres boutons, de deux pièces, l'une mâle, l'autre femelle ; il a l'avantage de supprimer les sutures de renforcement, du moins le plus souvent ; il est d'une pose rapide, expose peu à la rétraction cicatricielle ; avec lui, les manipulations sont réduites au minimum et cela a un avantage très grand, car, suivant les conclusions de Murphy, « plus l'opération est vite faite, moins on a de danger de choc ».

Dans les statistiques que nous avons relevées dans un des derniers chapitres de cette thèse, nous consignons 8 cas de pylorectomie avec gastro-entérostomies pratiquées par le professeur Helferich, à Kiel. Dans ces

(1) G. Gayet, *Lyon médical*, 24 mai 1903.

(2) M. Patel, thèse Lyon, 1901-1902.

(3) Fouilhoux, thèse Lyon, 1900-1901.

8 cas, l'on s'est servi exclusivement du bouton de Murphy comme appareil d'approximation, sans avoir à noter d'accident d'aucune sorte.

Les chirurgiens qui emploient des sutures, qu'ils se servent de la soie ou du catgut, se contentent, les uns, d'une rangée de points interrompus à la Lembert, les autres préfèrent la suture à deux étages (Czerny), d'autres enfin font une suture à trois étages (Terrier).

Les professeurs Roux et Rydygier ne font que deux plans de sutures : l'un comprenant toute l'épaisseur des parois gastriques ou intestinales, l'autre séro-séreux, enfouissant le premier. C'est un excellent procédé.

Lorsque l'on choisit le Billroth deuxième manière, on ferme le duodénum de la même façon que l'estomac, ou encore on fait la suture en bourse, mais elle a l'inconvénient d'exposer au sphacèle et d'être difficile à appliquer du côté gastrique à cause de l'épaisseur des parois.

Le bouton placé ou les sutures terminées, on réduit les organes dans la cavité abdominale et l'on referme la paroi.

Soins post-opératoires. — La plupart des auteurs sont d'accord pour alimenter leurs malades le plus vite possible ; cependant, il sera sans doute bon (Rydygier) de ne donner les premiers aliments que le deuxième ou le troisième jour ; Roux continue après l'opération les hypodermoclyses d'eau physiologique (Kolbe), Terrier donne dès le lendemain de l'opération des boissons stimulantes : grog, thé, champagne battu, etc. En tous cas, le chirurgien doit surtout proportionner l'alimentation solide aux forces du malade et veiller avec beaucoup de soin la diarrhée qui survient quelquefois et présente presque autant de dangers que les vomissements post-anesthésiques (Terrier).

CHAPITRE V

DIFFÉRENTS PROCÉDÉS D'ABOUCHEMENT

Nous venons de parcourir rapidement les généralités concernant l'opération proprement dite de la pylorectomie ; il nous faut voir maintenant quels ont été les différents procédés employés pour aboucher l'un avec l'autre l'intestin et l'estomac après l'excision de la tumeur. Il est certain que c'est surtout au sujet de ces modes divers que les chirurgiens qui pratiquent la pylorectomie devaient se diviser ; les uns restant partisans du procédé primitif de Billroth, dit encore abouchement termino-terminal ou procédé type, les autres tenant pour les variantes : procédé de Kocher ou Billroth deuxième manière.

Il existe, en effet, trois procédés principaux d'abouchement, qui rallient chacun les suffrages d'un certain nombre d'auteurs ou de praticiens.

1° Procédé d'abouchement termino-terminal, dit procédé type ou Billroth première manière.

Le premier mode, dit procédé-type, tel que le pratiqua Billroth en 1881, et appuyé par l'autorité de chirurgiens, tels que Mikulicz et Kronlein, a pour méthode l'abouchement termino-terminal, quelle que soit la direction de l'incision ou la forme de la section adoptée. Dans ce procédé, la tumeur étant réséquée, la portion terminale du duodénum est directement réunie à la section correspondante de l'estomac, section que l'on a dû diminuer dans son étendue par des sutures multiples pour ramener son calibre au diamètre de celui du duodénum.

Nous n'insisterons pas davantage, pour le moment,

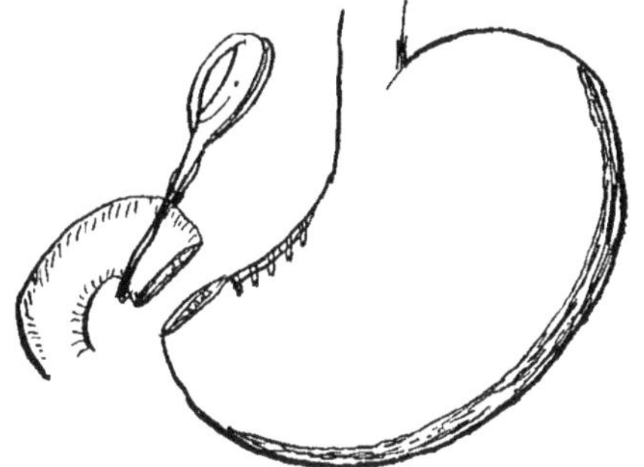

Fig. 1. — Procédé de Billroth première manière ou abouchement termino terminal.

sur les inconvénients ou les avantages de ce procédé, nous réservant de le faire quand nous comparerons entre eux les divers modes d'abouchement.

2° Procédé d'abouchement termino-latéral ou duodéno-gastrique dit Procédé de Kocher.

C'est en 1890 que Kocher, après avoir plusieurs fois pratiqué la pylorectomie par le procédé primitif de Billroth, se trouvant en présence d'une tumeur particulièrement étendue du côté de la petite courbure, cut l'idée, après avoir fermé le moignon gastrique complètement, de pratiquer à la face postérieure de l'estomac une ouverture et d'y aboucher le duodénum en rétablissant ainsi la continuité du tube digestif. Ce mode a été appelé aussi procédé avec abouchement duodéno-gastrique et a rallié de nombreux suffrages. Disons dès maintenant qu'à la suite de Kocher, Carle, Kummel,

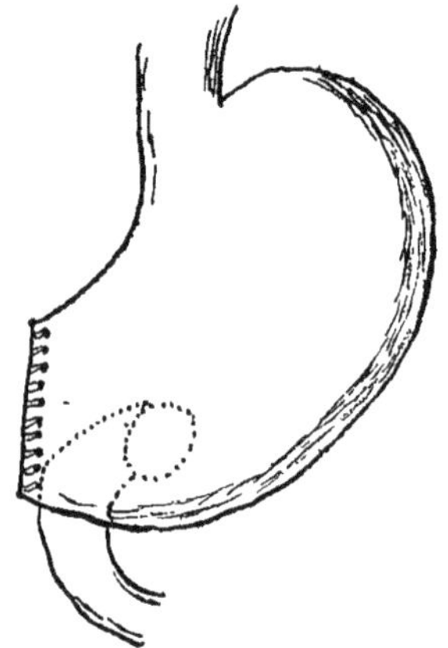

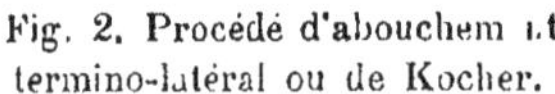

Fig. 2. Procédé d'abouchement termino-latéral ou de Kocher.

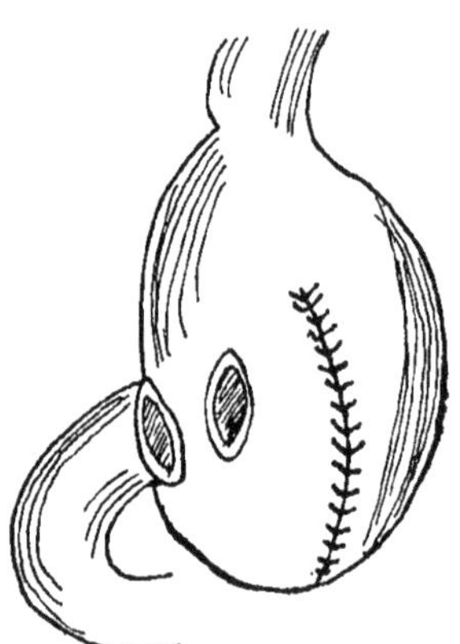

Fig. 3. Procédé de Kocher ou abouchement termino-latéral.

Péan, Roux, Tuffier, Hartmann et, à Lyon, le professeur Jaboulay ont pratiqué cette opération avec succès.

Voici, d'ailleurs, deux observations de pylorectomies avec abouchement de Kocher pratiquées avec d'excellents résultats par M. le professeur Jaboulay.

OBSERVATION I (guérison).

J. B..., âgé de cinquante et un ans, ne présente rien de saillant dans ses antécédents héréditaires. Exerce la profession de concierge. A toujours eu une bonne santé antérieure, joui d'un bon appétit, aucun anamnestique d'ulcère ou d'hyperchl.

Le début de l'affection actuelle remonte à trois mois; depuis ce temps, le malade présente des vomissements de rétention ; on retrouve dans les matières vomies des aliments anciens. Il existe, après le repas, une sensation de pesanteur. Pas d'hématémèse ni de mœlena.

La constipation est opiniâtre.

A son entrée dans le service du professeur Jaboulay, le malade est amaigri, jaune paille, il ne présente pas d'œdème des membres inférieurs.

Examen. — A l'examen, on ne trouve pas de météorisme, l'estomac est dilaté, il y a du clapotage. On sent une induration assez vague au niveau de la région épigastrique.

Le foie est normal, ainsi que la rate, le cœur, les poumons. Pas d'albumine ni d'hématurie.

L'examen du chimisme stomacal démontre la présence d'acide lactique en petite quantité. La réaction d'acide chlorhydrique est positive.

Intervention : 14 mars 1903. — L'intervention est décidée. M. le professeur Jaboulay, après ouverture de la paroi, trouve le pylore induré, considérablement épaissi. Ablation de ganglions de l'épiploon gastro-hépatique. Le néoplasme qui est assez mobile est réséqué largement. Le moignon gastrique étant fermé par une suture à deux plans, on abouche le duodénum à la face postérieure de l'estomac, suivant le procédé de Kocher, l'approximation est faite au moyen du bouton anastomotique de Jaboulay, renforcé par des sutures séro-séreuses. La paroi est refermée suivant la méthode ordinaire.

Suites opératoires. — Les suites opératoires sont très simples, l'alimentation est reprise après deux jours de diète. Pas de température. Actuellement (mai 1903), le malade va aussi bien que possible et s'alimente convenablement.

OBSERVATION II

(Due à l'obligeance de M. Pellanda.)

Père mort à soixante-douze ans d'affection cardio-rénale (anasarque). Mère morte à soixante-neuf ans, épuisée, dit son fils, par le travail ; elle ne paraît pas avoir été bacillaire et il ne semble pas qu'elle ait présenté de symptômes de néoplasme.

Un frère plus âgé que le malade, mort pendant la campagne de Crimée ; deux sœurs également plus âgées seraient mortes l'une à cinquante-six ans, l'autre à cinquante-huit ans d'affections indéterminées. Le malade dit qu'elles ont toujours été nerveuses et que l'affection à laquelle elles ont succombé a duré plusieurs années chez l'une et l'autre.

Il reste au malade une sœur et un frère bien portants.

Antécédents personnels. — Le malade a eu toujours une excellente santé, il était très robuste et très musclé, il n'a présenté qu'une rougeole dans la première enfance.

Marié, il a eu trois enfants, dont le plus jeune a dix-sept ans, et qui tous trois se portent bien.

Pas de syphilis, il reconnaît un éthylisme léger.

Il y a dix ans, au mois d'août, après la récolte des foins, il aurait présenté une affection aiguë, mal déterminée, caractérisée par une grosse température, une prostration marquée, des vomissements, des sueurs abondantes et une éruption qui paraît avoir été simplement sudorale. Le tout aurait duré six semaines, le malade se serait remis rapidement.

Depuis cette époque, la santé était redevenue excellente et le malade engraissait.

L'affection actuelle a débuté l'année dernière, le malade a eu des digestions de plus en plus difficiles, lourdeurs, ballonnement après les repas, avec tendance au sommeil. Cette période de dyspepsie a duré jusqu'au commencement de cette année, sans grande accentuation. Il a commencé à maigrir à partir de cette époque pour perdre en un mois 5 à 6 kilogrammes.

Les troubles digestifs se sont bornés pendant tout ce temps à la diminution de l'appétit (le malade a eu un peu le dégoût de la viande), à la lenteur des digestions (sensation de barre, d'étouffement).

Jamais de vomissements, le malade n'a vomi que trois fois depuis janvier : à l'occasion, dans un cas, d'une absorption exagérée d'escargots frits, les deux autres fois de fruits.

Le malade n'a jamais eu d'hématémèses.

Au cours des digestions difficiles, il lui arrivait, sans vomir, de rejeter quelques gorgées d'un liquide clair, « comme de la salive ».

Il y a trois mois, le malade constata lui-même l'existence au niveau de la partie supérieure de son abdomen d'une petite masse dure : un médecin consulté conseilla une intervention.

L'ensemble de ces troubles et la présence de la tumeur déterminent le malade à venir à l'Hôtel-Dieu. Il ne souffre pas et aurait regagné 1 kilogramme en vingt jours.

Examen. — Le malade présente encore quelque embonpoint. Il a une teinte jaune clair, assez peu visible sous le hâle. L'examen de l'abdomen révèle de la distension stomacale et du péristaltisme stomacal intermittent. A l'épigastre, présence d'une tuméfaction arrondie, dure, mal isolable, un peu douloureuse et légèrement mobile. Les dimensions de cette masse ne dépassent pas celles d'une mandarine, allongée, ovoïde.

Foie normal, cœur, poumons, urines sans particularité.

Chimisme. — Présence d'acide lactique, anachlorhydrie.

Intervention. — Le 23 juin, le professeur Jaboulay intervient. Excision d'une tumeur franchement néoplasique avec ganglions sus-pyloriques ayant envahi la petite courbure, avec adhérence à la paroi abdominale. Abouchement de Kocher avec le bouton. Il ne reste plus de l'estomac que la grande courbure.

Résultats opératoires excellents.

Examen de la pièce. — Cancer du pylore ayant envahi la petite courbure. Infiltration sous-muqueuse étendue, cancer végétant à surface mamelonnée.

Résultats. — Cette observation étant très récente, nous ne l'avons point fait entrer en ligne de compte dans notre statistique.

3° Procédé d'abouchement latéral ou pylorectomie avec gastro-entérostomie dit Billroth deuxième manière.

Le troisième procédé, préconisé par Billroth dès 1885 à la Société allemande de chirurgie (1), fut mis à exécution par V. Hacker, le 15 janvier 1885 (2). Il com-

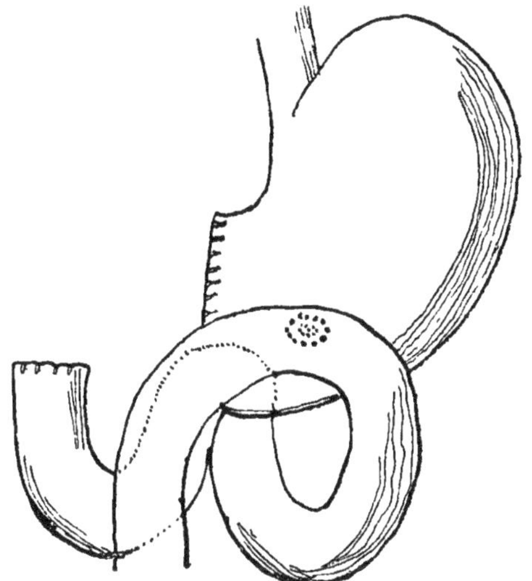

Fig. 4. — Procédé de Billroth deuxieme maniere ou abouchement latéral.

mença par faire sur son malade la gastro-entérostomie, puis réséqua une partie du duodénum et de l'estomac et ferma séparément les deux organes réséqués. Après lui, Czerny, Tuholske, Quénu, Eiselberg et surtout Roux, suivirent cette voie; puis viennent Mac Cornac, Trèves,

(1) Billroth, *Deutsch Gesselch. f. Chir.*, 1885, XIV° Congrés.

(2) V. Hacker, *Arch. fur Klin. Chir.*, Bd XXXII, H 3.

Bull, Carle et, à Lyon, le professeur Jaboulay, le professeur agrégé Nové-Josserand et M. le Dr Goullioud.

Ce procédé, très séduisant par sa simplicité, a à son actif de beaux succès, mais est passible de plusieurs reproches que nous étudierons tout à l'heure.

L'observation qui suit et qui se rapporte à une pylorectomie faite par M. Jaboulay a été accomplie suivant ce procédé de Billroth deuxième manière.

OBSERVATION III (guérison opératoire).

L. D..., quarante-sept ans, exerçant la profession de maçon, père inconnu, mère morte à soixante ans de cause indéterminée, un frère bien portant. Ni femme ni enfant.

Le malade n'a pas eu d'affection de l'enfance, ni syphilis, ni alcoolisme vrai habituel.

Jusqu'à ce jour, le malade a joui d'une parfaite santé. Depuis un an et demi, il se plaint de douleurs épigastriques qui ont marqué le début de sa maladie. D'abord vagues, sans irradiations nettes au dos ni aux épaules, elles se sont accentuées. Puis le malade a été pris de vomissements glaireux et alimentaires, survenant entre les repas et accompagnés de renvois amers. En même temps, l'amaigrissement commence, l'œdème des jambes apparaît.

Le malade entra alors à l'Hôtel-Dieu, salle Saint-Bruno, où il resta deux mois ; le repos et le régime lacté le soulagèrent ; les vomissements et les douleurs ayant cessé, il sortit et, pendant quatre mois, il put reprendre son travail.

Il y a un mois, le malade quitta de nouveau ses occupations, car les vomissements sont plus nombreux que jamais. L'appétit a diminué, il existe du dégoût pour les viandes. Les forces ont disparu en même temps que les vomissements prennent une teinte marron, mais non point franchement hémorragique. Le malade aurait eu quelques mœlenas.

Le malade entre pour la seconde fois à l'Hôtel-Dieu, dans le service de M. le professeur Jaboulay.

Examen. — Le malade est très amaigri, il pèse 45 kilogrammes. Son aspect est cachectique. La palpation de l'abdomen montre que les muscles droits se contractent fortement sous la palpation la plus prudente, on ne peut rien sentir au delà. Pas d'adénopathies à distance. Pas d'œdème des jambes. Rien au cœur ni aux poumons, le foie est normal.

Le malade ayant été pris d'un vomissement, on le recueille ; à l'analyse, anachlorhydrie et acide lactique.

Intervention. — Le 26 mars 1903, le malade est endormi à l'éther. M. Jaboulay fait une laparotomie médiane sous-ombilicale. Il trouve un néoplasme bien limité de la région pylorique de l'estomac ; pas de ganglions dans le mésentère du jéjunum.

Gastro-entéro-anastomose postérieure trans-méso-colique au bouton, durée dix minutes. Ensuite pylorectomie avec suture en bourse des deux segments et suture séro-séreuse complémentaire. Durée totale, trente-cinq minutes.

Examen macroscopique. — Le néoplasme excisé est

de la grosseur du poing; à la coupe, il paraît nettement sous-muqueux, sans points ulcérés.

Suites opératoires. — Les suites opératoires sont excellentes, pas de température, mais soif intense, injections de sérum. Au bout de quelques jours, lait, potages, etc. Le malade va très bien, mais commence à tousser. Symptômes de broncho-pneumonie qui vont s'aggravant. Finalement, le malade meurt environ un mois après l'intervention.

A l'autopsie, sutures et plaie en parfait état, l'anastomose gastro-intestinale est solide ; le bout supérieur du duodénum n'est pas dilaté. Aucune récidive ganglionnaire ou locale. Pas de noyaux de généralisation néoplasique. Tuberculose pulmonaire granulique, bilatérale, avec foyers de broncho-pneumonie ; c'est à cette lésion que le malade a succombé.

4° **Pylorectomie en deux temps.**

Au procédé précédent, il faut rattacher la pylorectomie en deux temps, préconisée et faite pour la première fois par Tuholske en 1891. Depuis cette époque, Doyen, Quénu, Franke Kummel, Barker, Gordon, Mayo-Robson, Moynihan et, à Lyon, MM. Jaboulay, Delore, ont appliqué cette méthode avec d'excellents résultats le plus souvent, nous pouvons d'ores et déjà le dire.

Voici une observation ayant trait à ce procédé

OBSERVATION IV

(Due à l'obligeance de M. Cavaillon.)

A..., quarante-deux ans, cultivateur, ne présente rien de spécial dans les antécédents héréditaires.

Mère vivante et bien portante, son frère est mort à cinquante-sept ans d'affection pulmonaire indéterminée.

Appartient à une famille de quatre enfants, dont trois sont actuellement vivants, un seul serait mort en bas âge de diphtérie. On n'a pas de renseignements sur l'hérédité collatérale. En tous cas, le malade a toujours joui d'une excellente santé. Il n'a pas d'habitudes alcooliques, n'a pas eu la syphilis. Sa femme a eu une grossesse, il y a quinze ans ; l'enfant est actuellement bien portant. Sa femme n'a pas eu de fausse couche.

Le malade a toujours eu bon appétit, n'a jamais présenté de troubles gastriques avant ces quatre mois derniers.

A cette époque, l'affection actuelle a débuté par un grand vomissement, contenant des résidus alimentaires. Depuis cette époque, les vomissements se sont rapprochés au point de rendre toute alimentation impossible.

Depuis quinze jours environ, les vomissements sont devenus quotidiens, se produisant régulièrement vers minuit et contenant tous les aliments ingérés dans la journée. L'alimentation est, en conséquence, devenue impossible. Cette dénutrition s'est accusée par un amaigrissement considérable, par la perte des forces.

Dans les antécédents, on ne relève pas d'hématémèse, pas de melœna. Le malade aurait simplement expulsé un peu de sang rouge par le rectum, que l'on peut rapporter à de petites hémorrhoïdes.

A son entrée (19 mars 1903), le malade est amaigri, les traits tirés, les téguments présentent la teinte jaune paille, la langue est sèche avec un enduit saburral.

Le malade accuse de la perte des forces, la sensation d'appétit est conservée, il n'existe pas de dégoût spécialisé.

Le malade a été réduit à restreindre lui-même son alimentation, à cause de la pesanteur qui suivait l'ingestion des aliments, pesanteur qui ne cessait que par des vomissements.

L'examen de l'abdomen montre une paroi flasque et relâchée. L'estomac est dilaté, descendant jusqu'à l'ombilic.

Trois heures après l'ingestion d'une tasse de lait, il existait encore du clapotage. Après un examen fait à jeun, on constate le même signe, et il est possible de retirer 150 grammes environ de liquide contenant des débris alimentaires.

L'insufflation de l'estomac le montre très dilaté. Cette exploration confirme la délimitation obtenue par la percussion.

On ne perçoit pas d'ondes péristaltiques, mais le malade éprouve des sensations de contractures gastriques pendant la période digestive.

A droite, la paroi paraît offrir une résistance un peu plus accusée.

On ne perçoit pas de tumeur nette, mais la palpation

de la région pylorique laisse l'impression d'une sorte d'empâtement limité.

Le foie est normal, la rate n'est pas perçue. L'intestin est un peu distendu; le côlon est encombré de matières; l'ombilic ne présente pas d'induration. Les ganglions inguinaux, axillaires, sus-claviculaires sont petits, durs, roulant sous les doigts.

Le pouls est de tension normale, régulier.

Rien au cœur, ni aux poumons.

Les urines ne contiennent pas d'albumine. Les membres inférieurs ne sont pas œdémateux.

Le diagnostic de sténose du pylore est nettement porté.

L'examen du contenu gastrique pratiqué sur le liquide retiré de l'estomac à jeun montre la réaction d'Uffelmann positive, le Gunsburg négatif, avec une acidité totale de plus de 3.

M. Jaboulay, en présence de la dénutrition de ce malade et de ces phénomènes de sténose pylorique, décide d'intervenir.

Intervention. — Le 21 mars 1903, anesthésie à l'éther, lavage de l'estomac, laparotomie médiane sous-ombilicale. Le pylore apparaît caché sous le foie. Il a le volume d'un œuf de poule environ, parfaitement libre, sans adhérences : on peut faire facilement le tour du néoplasme. De petits ganglions occupent l'épaisseur de l'épiploon gastro-hépatique.

Dans un premier temps, ils sont enlevés, puis on procède à la gastro-entéro-anastomose avec le bouton de M. Jaboulay.

Malgré la mobilité du néoplasme et la possibilité de

l'extirper dans une seule séance, on se contente de la gastro en raison de l'état général du sujet.

Les suites opératoires furent des plus simples. La température ne dépassa jamais 37°8.

Dès le deuxième jour, le malade peut se nourrir avec des liquides. Si bien que huit jours après on se crut autorisé à pratiquer la cure radicale du néoplasme pylorique. Le petit volume de la tumeur, son indépendance, l'absence de généralisations étaient des indications suffisantes.

Le 28 mars, M. Jaboulay utilise l'ancienne incision pour avoir accès sur la région.

Mais déjà, au lieu d'un pylore sans adhérences, on trouve cette région envahie par toute une série de néoformations séreuses. Ces différentes adhérences sont clivées, puis sectionnées entre deux pinces. Des pinces de Doyen sont placées aux limites du néoplasme, du côté du duodénum et de l'estomac.

Entre les pinces, on comprend une longueur de 12 centimètres, 4 environ du duodénum, le reste empiétant sur l'estomac. De sorte que la section enlève le tiers environ de la totalité de l'estomac. Les vaisseaux qui courent le long des courbures de l'estomac sont isolés, puis liés, avant que ne soit pratiquée la résection.

Un fil de soie est passé, perforant toutes les tuniques gastriques de façon à faire une suture en bourse. Les deux chefs de ce fil sont serrés pour pratiquer l'occlusion de la surface gastrique. Cette première suture est recouverte par un surjet séro-séreux. Puis on traite le bout duodénal de la même façon.

En même temps que le néoplasme, on enlève un

morceau de pancréas adhérent. La glande saigne peu et l'hémostase de celle-ci se fait spontanément.

Notons en passant combien de jour donne sur la région pancréatique l'ablation d'une portion du duodénum et du pylore.

On laisse dans la plaie une toute petite mèche de gaze, et la paroi est suturée par un surjet profond au catgut et des points séparés superficiels au crin.

Dès le lendemain de l'opération, le malade demande à s'alimenter. L'apyrexie la plus complète a toujours existé. Quatre jours après, on permet au malade quelques cuillerées de liquide. La mèche est retirée.

Cependant, huit jours après, l'ouverture laissée par la mèche donne issue à un peu de liquide teinté par la bile, l'écoulement de ce liquide s'accentue, la paroi intestinale présente autour de la plaie un assez vif érythème. Le malade s'affaiblit de plus en plus. Il présente des symptômes de péritonite circonscrite et de fistule duodénale. Le malade meurt.

Autopsie. — A l'autopsie, on s'aperçoit que la suture gastrique est solide, seule la suture duodénale s'est relâchée, il y a un point de sphacèle assez étendu.

Le malade est donc mort d'une fistule duodénale due au sphacèle de l'intestin et au relâchement des sutures du côté de l'intestin.

Examen macroscopique de la pièce. — Il s'agit d'un cancer annulaire du pylore. Le conduit donne à la palpation une sensation de dureté considérable. Le péritoine viscéral est enflammé. Une portion de pancréas du volume d'une noisette adhère à son bord inférieur. Le conduit pylorique admet à peine le bout du petit doigt. L'incision est pratiquée alors selon la direction du conduit. On constate que la paroi a une épaisseur de 2 centimètres et demi.

La muqueuse n'est pas ulcérée au niveau de l'extrémité duodénale, mais l'extrémité gastrique est ulcérée superficiellement, d'aspect friable.

En somme, néoplasme du pylore, amenant un rétrécissement considérable de ce conduit, ayant envahi toutes les couches de la paroi, avec un début de généralisation dans les ganglions du voisinage.

CHAPITRE VI

COMPARAISON ENTRE LES DIFFÉRENTS MODES D'ABOUCHEMENT

En commençant ce chapitre, il nous faut d'abord poser comme principe la règle suivante : toute extension un peu large de la tumeur du côté du duodénum élimine à peu près d'emblée les deux premiers modes d'abouchement. En effet, dans l'un comme dans l'autre, il faut qu'il reste du duodénum une portion assez étendue pour pouvoir être attirée au contact de la partie restante de l'estomac. Nous dirons donc de suite que, dans certains cas, le Billroth première manière, aussi bien que le Kocher seront inapplicables: il nous restera alors le Billroth deuxième manière qui se posera comme procédé de nécessité ; nous verrons cependant que ce n'est point ainsi que certains auteurs le considèrent. Roux, surtout, qui en fait un procédé de choix.

Ceci posé, nous allons examiner ces différents procédés au point de vue des avantages ou des inconvénients qu'ils nous présentent.

1° Manuel opératoire et durée.

Au point de vue du manuel opératoire et de la durée, les trois procédés diffèrent sensiblement. En effet, il est indiscutablement plus long de faire une pylorectomie suivie d'une gastro-entérostomie en Y que de faire une pylorectomie suivie d'un abouchement de Kocher, surtout si l'on se sert d'un bouton anastomotique à pose rapide, comme celui du professeur Jaboulay. Or, il faut convenir que la durée de l'opération est un facteur considérable si l'on songe que les malades que l'on soumet à une pylorectomie sont déjà extrêmement affaiblis.

Au point de vue de la durée, le Billroth première manière et le Kocher diffèrent un peu, le Kocher avec abouchement postérieur, et c'est celui que l'on doit choisir, étant peut-être un peu plus long que le Billroth première manière, à moins que l'on ne se serve d'un bouton, auquel cas ce procédé devient plus rapide. Il est vrai qu'au point de vue opératoire, le Kocher présente un inconvénient ; il faut travailler dans la profondeur et cela rend souvent l'opération plus difficile ; il est vrai que dans le Billroth première manière la ligne de sutures en raquette doit être faite avec un soin tel que, tout bien compté, au point de vue purement opératoire, les deux procédés ne présentent guère plus de facilité l'un que l'autre. Pour ce qui est du Billroth deuxième manière, à part sa durée, on peut dire que c'est relativement le plus facile des trois procédés, surtout si l'on se contente de la gastro-entérostomie de Von Hacker, d'ailleurs excellente.

2° Comparaison des procédés de Billroth première manière et de Kocher au point de vue anatomique, clinique, physiologique.

Le procédé de Billroth, typique, et le procédé de Kocher sont passibles du même reproche, ils ne peuvent s'appliquer aux cancers ayant envahi une certaine partie du duodénum, ainsi que nous l'avons dit ; cependant, les partisans du Billroth première manière prétendent que le Kocher est plus difficile à appliquer dans ce cas que ne l'est leur mode préféré : en effet, disent-ils, il faut mobiliser une longueur d'autant plus grande du duodénum que l'on veut s'élever plus haut vers le cardia. En réalité, ce reproche n'est point tout à fait fondé et généralement un chirurgien qui, en présence d'un cancer, fera un Billroth première manière aurait pu tout aussi bien, au seul point de vue de l'étendue du cancer, faire un Kocher. Nous répondrons de même au sujet de la portion d'estomac à réséquer. On a voulu dire, en effet, que le procédé type était applicable, même lorsqu'on devait enlever une grande partie de l'estomac, tandis que, dans des circonstances identiques, le Kocher ne pouvait s'employer.

Kocher, lui-même a répondu victorieusement à ces critiques : dans un de ses cas, il réséqua l'estomac depuis le duodénum jusqu'à 6 centimètres du cardia : il ne restait donc plus, des parois stomacales, que 6 à 8 centimètres pour l'implantation du moignon duodénal.

L'opération n'en réussit pas moins.

Cependant, Guillot (1) conteste que l'on puisse, dans des cas semblables faire un abouchement duodéno-gastrique.

« Lorsque l'abouchement termino-terminal, dit-il, est juste possible, comment va-t-on chercher à 1 ou 2 centimètres à gauche de la section gastrique un point de la face postérieure de l'organe. »

(1) Guillot, *loc. cit.*

Les détracteurs du procédé de Kocher font, en outre, remarquer qu'il conserve, beaucoup moins que le procédé typique, la forme primitive de l'estomac et Kappeler, qui est un de ses adversaires, met en avant qu'il a l'inconvénient, en créant un nouvel orifice, de doubler les chances d'hémorragie, et même les chances d'infection en un point difficile à circonscrire avec des compresses.

A cela, on peut répondre que le Billroth première manière expose à la péritonite par la mauvaise disposition de ses sutures et qu'il suffit de la moindre faute de technique pour que celles-ci se rompent au niveau de la réunion de la branche montante et des deux branches obliques de l'Y. Quant à ce qui est des chances d'hémorragie, ce n'est pas une légère section dans la paroi postérieure de l'estomac qui, a ce point de vue, pourrait être plus grave que les sections déjà pratiquées pour l'excision de la tumeur.

De fait, le procédé de Kocher, fortement soutenu par M. Guinard en 1898, présente sur le Billroth première manière de nombreux avantages, d'abord les cavités gastriques et duodénales sont refermées immédiatement, d'où chances moindres d'infection, l'occlusion totale supprime la raquette, d'où sécurité dans l'approximation des surfaces, le procédé prête admirablement à l'application d'un bouton anastomoique, d'où économie de temps.

Rydygier, lui-même, qui, au Congrès de Paris 1900, a réclamé pour lui seul l'invention de la méthode termino-terminale, convient bien que le plus grand danger de la pylorectomie consiste dans la perforation de la ligne de sutures au point de rencontre de la suture d'occlusion et de la suture d'abouchement. Avec le Kocher cela n'est pas à craindre, et de plus, on évite les chances de récidive au niveau du pylore artificiel, car on est à peu près sûr de faire l'abouchement dans un tissu sain. Disons aussi que, tout aussi bien que le Billroth première manière et de plus que le Billroth deuxième manière, le Kocher conserve le passage des aliments dans le duodénum, ce qui est un avantage physiologique très appréciable.

Doyen a fait au procédé de Kocher son plus grand reproche en disant que, lorsqu'il y a des adhérences , on ne peut atteindre la face postérieure de l'estomac : on peut, il est vrai, faire l'abouchement antérieur, mais il n'est pas comparable au postérieur, physiologiquement parlant.

Malgré tout, beaucoup de chirurgiens reconnaissent à l'abouchement duodéno-gastrique de sérieux avantages et, avec Kocher, Terrier, Tuffier, Hartmann, Krumm et à Lyon le professeur Jaboulay se sont prononcés favorablement à cet égard (1).

Nous arrivons maintenant à l'étude du procédé de Billroth deuxième manière que nous avons cru bon de considérer à part avec ses avantages et ses désavantages. Nous savons que ce procédé consiste à faire, soit dans une même séance une pylorectomie et une gastro-entérostomie, soit tout d'abord une gastro-entérostomie puis plus tard une pylorectomie, c'est alors la pylorectomie en deux temps.

(1) Jaboulay, Société des Sciences médicales (*Lyon médical*, mai 1903).

3° Avantages et inconvénients de la pylorectomie en deux temps.

Quénu qui a recommandé cette manière de procéder, lui trouve les avantages suivants : elle permet, chez les malades très affaiblis et qui ont un besoin absolu de relever leur état de nutrition, de faire cesser immédiatement le syndrome pylorique en créant un pylore artificiel. La plupart de ces malades ne pourraient supporter les frais d'une pylorectomie concomitante.

Quel que soit l'espace de temps qu'on laisse s'écouler entre les deux opérations, il arrive souvent ceci, que le malade, se trouvant suffisamment amélioré par la gastro-entérostomie, refuse de se soumettre à l'extirpation radicale. Ce fait, signalé par Terrier, Kummel, Czerny, enlève beaucoup de ses avantages à la pylorectomie en deux temps, cependant, elle est rationnelle et a de nombreux succès à son actif. Au point de vue des résultats éloignés, les malades se trouvent absolument dans le cas de ceux opérés par le procédé de Billroth deuxième manière.

4° Avantages et inconvénients du Billroth deuxième manière.

Le procédé d'anastomose latérale nous arrêtera plus longtemps : c'était pour son auteur, comme pour beaucoup de chirurgiens maintenant, un procédé d'exception qui ne devait être de mise que dans les cas où la tumeur avait envahi à un tel point les parois de l'estomac et du duodénum que tout autre genre d'abouchement devenait, de ce fait, impossible. Cependant, des praticiens comme

Doyen, Roux (1), Nové-Josserand, Goullioud (2), ont vu là, non plus un procédé de nécessité, mais un procédé de choix.

Voici quels sont ses avantages, d'après Carle et Fantino : possibilité de réséquer aussi largement que l'on veut, de ne point laisser de noyaux néoplasiques, d'éviter par cela même la récidive au niveau du nouveau pylore, de laisser les sutures en repos, ce qui, bien souvent, n'arrive pas dans le procédé typique ou dans l'abouchement duodéno-gastrique ; or, comme la déchirure est ce que le chirurgien redoute surtout, on comprend que ce procédé ait de nombreux partisans.

Roux, qui l'a beaucoup prôné, et qui en a fait son procédé préféré, lui trouve encore un autre avantage : il évite la récidive sur place et ne permet point, en tout cas, si elle venait à se reproduire, une sténose aussi rapide du nouveau pylore que ne l'eût fait le Billroth, première manière.

Les adversaires de ce procédé, et, parmi eux Guillot (3), lui reprochent surtout de créer, à côté de la pylorectomie, une gastro-entérostomie et prétendent que les gastro-entérostomisés digèrent bien plus mal que les pylorectomisés (4).

Il est certain que le procédé d'abouchement latéral conserve moins bien la forme de l'estomac que le procédé termino-terminal et qu'il exclut, en quelque sorte, le duodénum de la route des aliments, ce qui peut influer

(1) Roux, *in* thèse de Kolbe, Lausanne, 1901.

(2) Goullioud, *loc. cit.*

(3) Guillot, thèse Paris, 1900-1901.

(4) U. Guinard, *loc. cit.*

sur les sécrétions pancréatiques et biliaires, le point de départ du réflexe normal étant, sans doute, dans le contact du chyme acide avec la muqueuse duodénale (1). De plus, le nouveau pylore créé se sténoserait facilement.

D'autre part, on lui a reproché, comme à toutes les autres gastro-entérostomies, de créer parfois un éperon, de modifier le cours de la bile et de la faire refluer dans l'estomac, ce qui provoque des vomissements incoercibles (2). Avec la gastro-entérostomie de Von Hacker, tout cela est déjà moins à craindre qu'avec celle de Wolfler, mais pour parer davantage encore à ces dangers, Roux, précédé en cela par Wolfler et Maydl, a imaginé son procédé de gastro-entérostomie en Y, qui, appliqué à la pylorectomie avec fermeture des deux bouts, lui a donné d'assez bons résultats.

Malheureusement, ainsi que M. le professeur agrégé Vallas l'a mis en lumière (3), cette méthode a l'inconvénient d'être d'une application difficile et surtout fort longue, ce qui, chez des cancéreux est à redouter, étant donné leur peu de résistance. Roux, lui-même, admet qu'il faut au moins soixante minutes pour faire une gastro-entérostomie en Y (4) ; si on ajoute encore à cela les différents temps d'une pylorectomie, on voit que la durée de l'opération devient forcément très longue, c'est là le gros inconvénient de cette méthode qui, au point de vue des résultats éloignés, est bonne en soi.

D'après ce que nous venons d'exposer, il semble bien

(1) Hédon, *Physiologie*, Paris, 1896.

(2) Kolbe, *loc. cit.*

(3) Vallas, *Lyon médical*, 31 mai 1903.

(4) Kolbe, *loc. cit.*

que le Billroth, deuxième manière, doit être considéré comme un procédé rationnel qui pourra devenir dans certains cas de résections duodénales étendues, le seul possible.

En somme, si nous voulons résumer brièvement cette discussion un peu touffue, nous dresserons le court tableau suivant.

AVANTAGES	DÉSAVANTAGES
BILLROTH, première manière. — Garde la forme de l'estomac. Conserve le rapport des organes et le cours physiologique des aliments dans le duodénum.	Ne permet guère l'emploi d'un bouton. Possède une ligne de sutures défectueuse. Présente des surfaces d'abouchement d'inégales grandeurs. N'évite pas les récidives au nouveau pylore. Ne permet pas les résection duodénales étendues.
KOCHER. — Permet d'agir vite, ne présente pas de sutures défectueuses. Conserve les rapports physiologiques des organes. Evite la récidive au niveau du nouveau pylore.	Garde assez mal la forme de l'estomac, n'est guère possible lorsqu'il y a des adhérences postérieures. Ne permet pas les résections étendues du côté duodénal.
BILLROTH, deuxième manière. — Permet la pylorectomie en deux temps, les résections très complètes. Evite la récidive au niveau du nouveau pylore.	Garde mal les rapports physiologiques et anatomiques des organes. Exclut le duodénum du cours des aliments. Crée un pylore à rétraction assez facile. Est un procédé de durée assez longue. Favorise par la suture le sphacèle de la partie supérieure du duodénum.

CHAPITRE VII

1° RÉSULTATS IMMÉDIATS DE LA PYLORECTOMIE

Nous serons brefs sur les résultats immédiats de la pylorectomie, car nous avons déjà traité de cette question dans notre comparaison avec la gastro-entérostomie.

Nous trouvons surtout, comme cause de la mort, les complications cardio-pulmonaires, bronchite, pneumonie, broncho-pneumonie, souvent par infection d'origine digestive, partie des points de sutures (Jaboulay).

On trouve encore les congestions, pleurésies, dégénérescences cardiaques. Comme facteur de ces différentes lésions, on a incriminé le traumatisme du plexus cœliaque (1) qui, par acte réflexe, retentirait en troubles trophiques sur les organes correspondants.

Puis viennent l'inanition, le choc opératoire, dont il faut affirmer l'existence et qui assombrit le pronostic des opérations de longue durée. Assurément, on cite des gastrectomies ayant duré jusqu'à six heures de temps, sans inconvénient pour le malade, mais ce sont là des exceptions que l'on peut qualifier d'extraordinaires !

Comme cause de mort survenant rapidement après le transport du malade dans son lit, il faut citer encore les infections péritonéales aiguës, dues soit à la rupture ou

(1) Villard, *Lyon médical*, 7 juin 1903.

au relâchement des sutures, soit à la gangrène, soit à une faute de technique.

Il est d'ailleurs certain que les résultats immédiats de la pylorectomie vont s'améliorant à mesure que la chirurgie gastrique est mieux connue et que les chirurgiens se familiarisent avec la technique et choisissent mieux leurs cas, car il est évident que ce serait aller au devant d'un échec presque complet que de vouloir pratiquer une pylorectomie sur un malade ayant des adhérences extrêmement étendues, au foie, au pancréas, au côlon ; dans des cas pareils, les délabrements sont tels, qu'il y a beaucoup de chances pour que le malade ne survive pas à l'opération.

Au point de vue du procédé d'abouchement, il semble bien que les Billroth, première manière et deuxième manière, sont ceux qui donnent le plus de morts opératoires, soit par suite de choc, soit par rupture des sutures. Il nous a été, d'ailleurs, très difficile dans les statistiques que nous avons consultées, de nous rendre compte des causes directes de la mort, suivant le procédé employé ; nous reviendrons, d'autre part, sur ce sujet, en étudiant les renseignements que nous donnent les cas que nous avons réunis.

2° RÉSULTATS ÉLOIGNÉS

Les résultats éloignés nous retiendront plus longtemps : il faut d'abord considérer *l'état général du malade ;* il est, le plus souvent, très rapidement amélioré, un malade cité par Thiers (1) gagne 22 livres en six mois, un autre gagne 30 livres en dix-huit mois, Kolbe cite un capucin qui, avant l'opération, pesait 50 kilogrammes et qui augmenta de 45 kilogrammes ; les vomissements et les régurgitations sont assez rares (2).

L'anémie s'atténue et il y a un relèvement de la teneur des globules rouges en hémoglobine, la douleur disparaît, l'appétit renaît.

Si la distension de l'estomac n'a pas duré trop longtemps, l'organe peut recouvrer, en grande partie, sa motricité et son élasticité qu'il paraissait avoir épuisées.

Fonctionnement du nouveau pylore.

Pour ce qui est du fonctionnement du nouveau pylore, on peut constater que de l'air insufflé dans l'estomac ne pénètre pas dans l'intestin. Tuffier a, d'ailleurs, fait sur le chien une expérience intéressante : après avoir créé un pylore artificiel, on sacrifie l'animal et on voit qu'il s'est formé, au niveau du nouvel orifice, un véritable sphincter d'une tonicité si parfaite et déterminant si bien « l'occlusion de l'estomac, qu'il fallait faire un certain effort pour y engager l'extrémité digitale (3). »

Chez l'homme, Rudolph-Maresh a publié (1897) un cas de recherches anatomiques concernant la restauration du sphincter pylorique. C'est sur une malade opérée par Funke, deux ans auparavant, qu'il fit les observations

(1) Thiers, *Des résultats fonctionnels éloignés de la pylorectomie,* thèse Paris, 1897-98.

(2) Terrier-Hartmann, *loc. cit.*

(3) Thiers, *loc. cit.*

suivantes : le nouveau pylore admettait un doigt, à la coupe, la musculaire de l'estomac était épaissie au niveau du pylore artificiel qui présentait une collerette de muqueuse d'un demi centimètre de hauteur (1).

Dans une thèse du Dr Cade (1900-1901) nous relevons, au sujet des modifications anatomiques de la muqueuse stomacale au niveau de la nouvelle bronche pylorique, les observations que l'on va lire : au niveau de la gastro-entéro-anastomose les entonnoirs glandulaires deviennent profonds, larges et sinueux. Les glandes sont très modifiées, elles sont devenues tourmentées, leur trajet est irrégulier, leur lumière large.

Au niveau du nouveau pylore, elles ne contiennent plus qu'une seule espèce de cellules, ce sont des éléments cylindriques clairs, dont le noyau chiffonné et peu coloré occupe la région basale. Lorsque l'on s'éloigne du néo-pylore, on passe par transitions graduelles des glandes très modifiées que nous venons de décrire aux glandes habituelles du fond de l'estomac.

Les modifications présentent un remarquable tableau de « flexion morphologique », d'adaptation d'un organe à de nouvelles fonctions.

Il existe donc de nombreuses ressemblances entre le néo-pylore et le pylore normal : « cryptes larges et profonds, glandes irrégulières à lumière large et contenant un seul type de cellules d'aspect muciparc, richesse anormale en leucocytes migrateurs. Les cellules bordantes disparaissent de la région du fond, au pourtour d'un orifice d'évacuation gastrique artificiellement placé à ce niveau.

(1) U. Guinard, *loc. cit.*

Les cellules principales du fond revêtent rapidement l'aspect des cellules principales du col au niveau du néopylore (1). »

Processus intime de la digestion.

Au point de vue du processus intime de la digestion, les examens faits par Thiers dans le service du professeur Hayem, montrent que le type chimique peut se relever et se rapprocher sensiblement de la normale. Cette amélioration serait d'autant plus certaine que l'opération serait faite de façon plus précoce.

Récidive. — Assurément, la récidive du cancer du pylore est fréquente, elle se fait tantôt sur place, tantôt dans la plaie, tantôt à distance. C'est même là un des avantages du Kocher, et surtout du Billroth, deuxième manière, d'éviter que la récidive, en se faisant sur place, vienne à nouveau créer presque immédiatement le syndrome pylorique. L'abouchement latéral, permettant les résections larges, paraît logiquement devoir donner, sous le rapport de la récidive, les meilleurs résultats.

Survie. — Quant à la survie, elle est plus ou moins longue ; nous avons dit que Rydygier vient de publier un cas guéri depuis dix-neuf ans, c'est assurément une exception et la moyenne paraît être, en général, d'un an et demi à deux ans jusqu'à présent. Elle est fonction de l'état général du sujet après l'opération et de la non-réci-

(1) Cade, thèse Lyon, 1900-1901.

dive de sa tumeur, ce qui nous conduit fatalement à désigner comme procédé de choix celui qui, tout en éliminant suffisamment les chances de récidive et surtout de mort opératoire, conserve le mieux les formes et les rapports physiologiques des organes : nous avons nommé le procédé de Kocher.

CHAPITRE VIII

RÉSULTATS IMMÉDIATS DE LA PYLORECTOMIE SUIVANT LE PROCÉDÉ D'ABOUCHEMENT

Nous arrivons à un point très délicat de notre thèse, car il est certain que les résultats statistiques ne peuvent pas donner de renseignements absolus, surtout lorsqu'il s'agit de procédés d'abouchement qui, comme le Billroth, deuxième manière, sont pris, tantôt comme procédés de choix ou comme procédés de nécessité.

Examinons chaque procédé séparément avec sa mortalité opératoire en additionnant les cas que nous ne pouvons rassembler, sachant bien, toutefois, que nous ne pouvons arriver qu'à des résultats approximatifs :

PREMIER PROCÉDÉ. — Anastomose termino-terminale dit Billroth première manière.

U. Guinard	148 cas	56 morts.
Guillot (cas de Ricard) . .	11 —	1 —
Kolbe (cas de Roux). . .	11 —	2 —
Delbet (*in* thèse Cunéo). .	1 —	0 —
Total. . .	171 cas	59 morts.

Soit pour ce premier procédé : 34 % de mortalité opératoire.

DEUXIÈME PROCÉDÉ. — **Anastomose termino-latérale ou abouchement duodèno-gastrique dit procédé de Kocher.**

U. Guinard	64 cas	10 morts.
Cunéo (cas d'Hartmann-Poirier).	2 —	0 —
Thiers (cas de Tuffier) . .	2 —	0 —
Broquet (cas de Kocher). .	7 —	1 —
Jaboulay.	1 —	0 —
Goullioud.	4 —	1 —
Roux	10 —	4 —
Bidewell (*the Lancet* 1900) .	1 —	1 —
Thomson (*the Lancet* 1902).	1 —	0 —
Prichard (*the Lancet* 1902).	1 —	0 —
Total. . .	93 cas	17 morts.

Soit pour le procédé de Kocher : 18 % de mortalité opératoire.

TROISIÈME PROCÉDÉ. — **Anastomose latérale dit Procédé de Billroth deuxième manière.**

U. Guinard	54 cas	24 morts.
Marion.	2 —	1 —
Roux.	13 —	5 —
Guillot (cas de Ricard). .	2 —	1 —
Haas (cas d'Helfericht). .	8 —	1 —
Jaboulay.	1 —	0 —
Goullioud.	2 —	0 —
Routier.	1 —	0 —
Total. . .	83 cas	32 morts.

Soit pour le Billroth deuxième manière : 38 % de mortalité opératoire.

Pylorectomie en deux temps.

Quénu.	3 cas	0 morts.
M. Robson.	1 —	0 —
Jaboulay.	1 —	1 —
Delore.	1 —	0 —
Barker (the lancet, 1900). .	1 —	0 —
Gordon (the lancet, 1902).	1 —	0 —
Total. . .	8 cas	1 mort.

Soit pour la pylorectomie en deux temps : 12,5 % de mortalité opératoire.

En additionnant tous ces cas de pylorectomie sans distinction de procédé, nous arrivons au chiffre de 356 pylorectomies avec 109 morts, soit 30 %.

Dans une thèse de 1898, U. Guinard avait réuni pour le même classement 269 cas avec 90 morts, soit 33,4 %.

Il apparaît donc, comme certain, que depuis 1898, la mortalité de la pylorectomie a subi une décroissance, puisque, même en tenant compte des opérations pratiquées avant cette date, nous tombons de 33 % à 30 %.

Si nous voulons seulement nous occuper des cas réunis par nous dans les différentes thèses et ouvrages que nous avons consultés, et en ne remontant qu'à l'année 1899, nous trouvons pour ces quatre dernières années, plus la moitié de l'année 1903, un total de 86 cas avec seulement 19 morts : soit 22 % de mortalité opératoire.

Examen comparé des différentes statistiques.

Si, maintenant, nous analysons les renseignements que nous donnent ces différentes statistiques suivant le mode d'abouchement, nous voyons que, par ordre de résultats, le Kocher arrive en première ligne avec 93 cas et seulement 17 morts : soit 18,1 % ; 2° le procédé de Billroth, première manière, vient ensuite avec 171 cas et 59 morts : soit 34 % ; 3° le mode d'abouchement latéral, dit Billroth, deuxième manière, n'arrive qu'après avec 83 cas et 32 morts, soit 38 %.

Nous ne nous appesantirons pas sur les résultats, d'ailleurs excellents de la pylorectomie en deux temps, car nous n'avons pu en réunir que 8 cas avec 1 mort, soit 12,5 %.

1° *Billroth première manière.*

Ce qui apparaît tout d'abord, c'est que le Billroth première manière, avec 34 %, a une mortalité presque double de celle du Kocher ; à quoi allons-nous l'attribuer ? Sans nul doute, pour ce mode type, à la mauvaise tenue des sutures d'un procédé en raquette défectueux, qui, comme nous l'avons montré, expose le malade à une mort rapide par péritonite suraiguë.

U. Guinard, à ce propos, sur 33 cas de morts survenues après emploi de ce procédé, cas où les constatations d'autopsie sont suffisantes, accuse 8 fois une rupture de la suture sur un point quelconque de la ligne, et 4 fois il est spécifié que la rupture siège au point d'union des 2 sutures. On a, d'ailleurs, apelé ce point *l'angle fatal de la suture de Billroth* (1).

En outre, comme l'on abouche le duodénum au niveau même de l'incision faite pour extirper le pylore, il se peut très bien que l'anastomose porte sur un tissu infiltré microscopiquement au point de vue anatomo-pathologique et, par conséquent, plus susceptible qu'un autre de céder sous les tiraillements que lui font subir les mouvements de l'intestin et de l'estomac.

2° *Procédé de Kocher.*

Le Kocher, moins long, surtout avec un bouton à pose rapide, nous fournit la meilleure statistique avec 18 %, on trouve là, encore quelques fois, mais très rarement, comme cause de la mort, le relâchement des sutures. Dans ces cas, peu nombreux du reste, les sutures n'ont cédé que lorsque le duodénum n'avait pu suffisamment être mobilisé vers l'estomac et que, par conséquent, il y avait eu des tiraillements.

3° *Procédé de Billroth deuxième manière.*

Si nous examinons maintenant la pylorectomie avec abouchement par le procédé de Billroth deuxième manière, nous sommes immédiatement frappés de ce fait, que la méthode nous fournit 38 % de morts, soit le taux le plus élevé des quatre procédés.

Il nous faut donc faire une remarque importante : ce qui écrase, littéralement, cette statistique, ce sont les

(1) Mayo-Robson, *loc. cit.*

54 cas relevés par Guinard en 1898, avec 24 morts, soit 44,44 % ; or, si nous faisons abstraction de ces 54 cas, nous trouvons, pour notre propre compte, 29 cas, avec seulement 8 morts, c'est-à-dire 27 %. C'est déjà un gros progrès, bien que le chiffre soit encore important, si on le compare à celui que nous donne le procédé de Kocher.

Nous ne pouvons expliquer ce fait que par deux raisons : la première, c'est que le procédé est un peu long et expose au choc : la deuxième, la plus importante à notre avis, c'est que ce procédé n'a été souvent employé que dans des cas absolument désespérés, où le cancer était très étendu, par conséquent durait depuis longtemps et avait, peu à peu, amené le malade à cette situation *in extremis,* où, suivant l'expression de Defontaine : « L'opération ne réserve que des déboires. »

Nous sommes convaincus que ce procédé, employé dès les premiers temps du cancer, alors que son évolution ne l'a point, outre mesure, étendu, pourrait donner au point de vue purement immédiat, des résultats excellents. Nous n'en dirons, peut-être, pas autant au point de vue spécial des résultats éloignés, car dans ce cas, les phénomènes intimes de la digestion rentrent en jeu, nous savons combien ils sont complexes, et, comme ils peuvent être troublés par les rapports anormaux des organes, par les conditions anormales de fonctionnement physiologiques et, à ce propos, ainsi que nous l'avons fait remarquer, il n'est peut-être pas indifférent pour les processus intimes de la digestion d'exclure le duodénum de la route suivie par les aliments.

4° Pylorectomie en deux temps.

Notre statistique, à ce sujet, est très courte ; la pylorectomie en deux temps, logique comme procédé de nécessité chez des malades affaiblis, participe des reproches et des avantages que l'on peut énumérer, surtout au point de vue des résultats éloignés, en étudiant le procédé de Billroth deuxième manière. Toutefois, le nombre de nos cas n'est pas suffisant pour en juger, en toute certitude : nous avons, en effet, réuni 8 cas qui nous fournissent la très faible mortalité opératoire de 12,5 %, ce qui nous prouve que nous sommes, sans doute, tombé sur un nombre exagéré de bons cas, chose qui arrive, d'ailleurs, souvent, croyons-nous, lorsque l'on rassemble des cas isolés.

Toujours est-il, que la pylorectomie en deux temps, tout à fait rationnelle en certaines circonstances, doit être citée en bonne place : les deux opérations successives, dictées par l'intérêt du malade découlent, en effet, du meilleur esprit chirurgical.

CHAPITRE IX

INDICATIONS THÉRAPEUTIQUES DE LA PYLORECTOMIE EN GÉNÉRAL ET DE CHAQUE PROCÉDÉ D'ABOUCHEMENT EN PARTICULIER

Il semble évident qu'il n'est pas possible de poser des règles précises et immuables au sujet de la méthode et aussi bien de l'opération que le chirurgien devra adopter, car en chirurgie, comme partout ailleurs où il s'agit d'individualités, il ne peut rien exister d'absolu. C'est le cas de le répéter : il n'y a pas de maladies, au sens d'entité philosophique, il n'y a que des malades. C'est d'ailleurs ainsi que Rydygier, au Congrès général de chirurgie de 1900, l'a excellemment exprimé : « Dans tous les cas de maladie d'estomac exigeant une opération, il faut chercher le procédé convenable; en d'autres termes, il faut spécialiser les cas. »

Cependant, il apparaît, au point de vue général, que l'on peut examiner la conduite que devra tenir le chirurgien lorsque, par sa laparotomie exploratrice, il aura découvert l'existence indéniable d'une tumeur présentant un aspect néoplasique.

Trois hypothèses vont alors se présenter :

1° Dans la première hypothèse, le malade est très affaibli, mais présente une tumeur assez mobile, sans adhérences ou envahissement ganglionnaire marqués, ni métastases appréciables. Alors le chirurgien pourra faire une pylorectomie en deux temps : dans un premier temps, gastro-entérostomie ; dans un deuxième, une semaine ou quelques semaines après, une pylorectomie. Ici, la gastro-entérostomie, opération rapide, durant, pour un chirurgien habile, de huit à dix minutes, était indiquée, puisque le malade cachectique et inanitié au dernier degré n'aurait pu supporter d'emblée une double opération.

2° Dans la deuxième hypothèse, le malade présente une tumeur très étendue, avec des adénopathies fortement marquées, avec beaucoup d'adhérences de toutes sortes, à l'épiploon, aux viscères voisins, surtout foie et pancréas. Là, il serait téméraire, même si le malade pouvait supporter l'opération, de faire une pylorectomie, on risquerait de se heurter à des difficultés de tous ordres, hémorragies, ruptures, gangrènes rapides, qui mettrait, immédiatement ou quelques heures après, le chirurgien dans une situation redoutable. Le cancer, arrivé à ces envahissements, à ces proportions d'énormes infiltrations néoplasiques en tous sens (et c'est pourquoi nous conseillons de ne pas attendre qu'il les ait atteintes), le cancer, disons-nous, ne relève plus de la méthode curative, mais simplement de la méthode palliative. C'est dans de tels cas qu il faudra faire une gastro-entérostomie qui, nous l'avons dit, peut améliorer considérablement le malade, mais malheureusement, pour une courte période.

3° Dans la troisième hypothèse, le cancer est suffisamment mobile, libre de métastases, d'adhérences, d'extension ganglionnaire marquée. C'est dans ces cas, à coup sûr, que la pylorectomie trouvera le plus utilement son application. Alors, suivant le conseil de Guinard, la tumeur étant réséquée, on tentera d'amener le moignon duodénal au contact de l'estomac.

Il sera de la plus haute importance de réséquer largement, car l'envahissement de la sous-muqueuse, en même temps que très précoce, est souvent d'une étendue plus considérable que l'envahissement même de la muqueuse. Il est même des cas où cette constatation peut manquer et où toute modification est pour ainsi dire invisible macroscopiquement (1). Pour être en tissu sain, il faut réséquer l'estomac, sans prodigalité, mais avec audace, surtout du côté de la petite courbure.

Ceci fait, « on termine l'opération par l'un des procédés d'anastomose, l'implantation duodéno-gastrique de Kocher, s'il reste un segment duodénal mobile, la fermeture des deux bouts avec gastro-entérostomie dans les autres cas » (2).

Il est essentiel de ne point se préoccuper à l'avance du mode d'abouchement, ce serait se condamner à des résections insuffisantes. Ce n'est point le procédé d'abouchement qui doit guider le chirurgien, mais les conditions d'état des organes, après une résection franchement complète. Ce sera en même temps l'unique moyen d'éviter la récidive et de faire rendre à l'opération tout ce qu'elle peut donner.

Considérons un instant que l'excision est terminée, quel est, au point de vue anatomique, le déplacement

(1) Cunéo, *loc. cit.*

(2) Hartmann et Cunéo, *Presse médicale*, 31 mars 1900.

que l'on peut faire subir au duodénum pour l'attirer vers le moignon gastrique? Guillot donne au duodénum, dans sa première portion, 4 ou 5 centimètres de longueur, dont la moitié, entourée de péritoine, est généralement assez mobile, le reste n'est pas absolument fixe et il semble bien que l'on puisse attirer de 4 centimètres en moyenne le bout duodénal dans la direction du cardia. L'estomac lui-même, bien qu'en de plus faibles proportions, peut se déplacer vers l'intestin. On aura donc des chances, si le cancer n'est pas trop étendu pour arriver à faire un Kocher, surtout si le duodénum est à peu près intact. Le Kocher sera donc le procédé de choix, dans la variété anatomo-clinique, de cancer du pylore que l'on a appelé le *cancer en virole* ou cancer annulaire (1). Dans un cancer étendu à la petite courbure, et nous savons que les auteurs le signalent comme extrêmement fréquent, le Kocher pourra encore être de mise.

Si, au contraire, on se trouve en présence *d'un cancer infiltré*, d'un *cancer en nappe*, ayant envahi, non seulement une grande partie de la face antérieure de l'estomac, mais encore et surtout une notable portion du duodénum, l'abouchement de Kocher ne pouvant plus se faire, ou bien ne pouvant se faire qu'au prix de tiraillements qui mettraient l'anastomose à une rude épreuve, on choisira, par nécessité, le procédé de Billroth deuxième manière, en faisant soit une gastro-entérostomie postérieure de Von Hacker, soit si le malade peut le supporter, ou si le chirurgien le désire, bien que

(1) Bard, *Anatomie pathologique.*

l'opération soit longue et difficile, une gastro-entérostomie en Y de Roux.

Dans ce court chapitre d'indications thérapeutiques, on voit qu'à notre sens ce qui contre-indique le plus l'abouchement duodéno-gastrique de Kocher, que nous considérons comme le meilleur, c'est l'extension du cancer à tout ou partie du duodénum et ensuite le degré d'affaiblissement trop accentué du malade soumis à la laparotomie exploratrice.

CONCLUSIONS

I. A côté de la gastro-entérostomie, opération palliative, la pylorectomie, opération curative, doit avoir une large place dans le traitement du cancer du pylore.

II. La gastro-entérostomie devra céder le pas à la pylorectomie toutes les fois que, sur un sujet en état convenable, on aura affaire à une tumeur limitée, libre d'ahérences ou d'adénopathies marquées.

III. La pylorectomie sera d'autant plus efficace qu'elle sera faite plus tôt, d'où nécessité de soumettre les malades non améliorés par le traitement médical, à une laparotomie exploratrice.

IV. La pylorectomie étant décidée, il faudra réséquer largement, sans se préoccuper du mode d'abouchement que l'on choisira.

V. La résection faite, s'il reste suffisamment de duodénum pour l'attirer à la face postérieure de l'estomac, on pratiquera l'abouchement termino-latéral, dit procédé de Kocher, qui nous donne la plus faible mortalité opératoire, soit 18 pour 100.

VI. Parmi les moyens d'approximation, le bouton de Jaboulay-Lumière paraît donner d'excellents résultats.

VII. Si le procédé de Kocher est impossible, on emploiera le procédé de Billroth deuxième manière ou procédé d'abouchement latéral.

VIII. Si le malade est trop affaibli, on pourra avantageusement faire la pylorectomie en deux temps. Dans un premier temps, on fera une gastro-entérostomie ; dans un deuxième, une ou plusieurs semaines après, une pylorectomie.

BIBLIOGRAPHIE

BARD, Anatomie pathologique, Paris, 1899.

BILLROTH, Deutsch Gesellesch. f. Chir., 1885, XIVe Congrès.

BRISSAUD, Semaine médicale, 1900, p. 415.

BROQUET, Sur 52 cas de pylorectomies du professeur Kocher, Délémont, canton de Berne, 1900, thèse.

CADE, thèse de Lyon, 1900-1901.

CUNÉO, L'envahissement du système lymphatique dans le cancer de l'estomac (thèse de Paris, 1899-1900).

DEFONTAINE, Extirpation du cancer de l'estomac (Archives provinciales de chirurgie, 1892, Paris).

— Gastro-entérostomies pour dyspepsies ou gastrites rebelles (Archives provinciales de chirurgie, 1897, Paris).

P. DELBET, De l'adénopathie dans les cancers de l'estomac (Bulletin de la Société de chirurgie, *in* Presse médicale, janvier 1900).

DOYEN, Traitement chirurgical des affections de l'estomac, Paris, 1895.

— Archives provinciales de chirurgie, 1892, Paris.

DREYDORFF, Beitr. z. klin. Chir. Tubingen, 1893, t. XI, p. 333.

DULAU, De la pylorectomie dans les cancers de l'estomac (thèse de Bordeaux, 1893-94).

EISELBERG, Congrès général de chirurgie, Paris, 1900.

G. GAYET, Lyon médical, 31 mai 1903.

GOULLIOUD, Lyon médical, 1901 et 1903.

GUILLOT, Traitement chirurgical du cancer du pylore, Paris, 1900-1901.

U. Guinard, Traitement chirurgical du cancer de l'estomac (thèse de Paris, 1897-98).

Haas, Zur Casuistik der Pylorus resect., Kiel, 1901.

Haberkant, Arch. f. klin. Chir., Berlin, 1856, t. XLI, p. 184.

Hacker, Arch. f. klin. Chir. Bd XXXII, H 3.

Hartmann, Presse médicale, 26 décembre 1900.

Hartmann et Cunéo, Presse médicale, 31 mars 1900.

Hédon, Physiologie, Paris, 1896.

Jaboulay, Archives provinciales de chirurgie, 1892, Paris.

— Cancers du pylore (Lyon médical, 24 mai 1903).

Kolbe, Le cancer de l'estomac et son traitement chirurgical (thèse de Lausanne, 1901).

Mahaut, De l'état des fonctions gastriques après la gastro-antéro-anastomose pour sténoses du pylore (thèse de Lyon, 1895-96).

Marion, De l'intervention chirurgicale dans le cours et dans les suites de l'ulcère simple de l'estomac (thèse de Paris, 1896-97).

Maugeri-Romeo, Zulla resezione dello stomaco, Catania, 1886.

Mikulicz, Bericht. Uher 103 Oper. am Magen (Arch. f. klin. Chir. Berlin, 1896).

Mintz, Wiener klin. Woch., 18 avril 1895.

Mayo-Robson, Diseases of the Stomach, London, 1901.

Rydygier, Magendarm. Chir. Wiener klin. Woch., 1894.

— Congrès général de chirurgie, Paris, 1900.

— Sur un cas de pylorectomie guéri depuis dix-neuf ans.

Terrier et Hartmann, Chirurgie de l'estomac, Paris, 1899. G. Steinheil, éditeur.

Thévenot, Lyon médical, 31 mai 1903.

Thiers, Des résultats fonctionnels éloignés de la pylorectomie dans les sténoses cancéreuses du pylore (thèse de Paris, 1897-98).

Vallas, Lyon médical, 31 mai 1903.

Wolfler, Gastro-entérostomie (Centr. Bl. f. Chir., Leipsig, 1881, n° 45).

Lyon. — Imp. A. Rey, 4, rue Gentil. — 33373

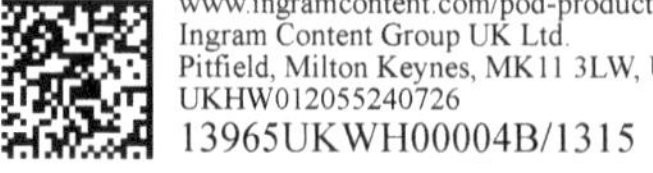

www.ingramcontent.com/pod-product-compliance
Ingram Content Group UK Ltd.
Pitfield, Milton Keynes, MK11 3LW, UK
UKHW012055240726
13965UKWH00004B/1315

9 782013 046947